协和听课笔记
组织学与胚胎学

李晗歌　吴春虎　主　编

U0255605

中国协和医科大学出版社

图书在版编目（CIP）数据

组织学与胚胎学／李晗歌，吴春虎主编. —北京：中国协和医科大学出版社，2020.7
（协和听课笔记）
ISBN 978-7-5679-1541-1

Ⅰ.①组… Ⅱ.①李… ②吴… Ⅲ.①人体组织学-医学院校-教学参考资料 ②人体胚胎学-医学院校-教学参考资料 Ⅳ.①R32

中国版本图书馆 CIP 数据核字（2020）第 094918 号

协和听课笔记

组织学与胚胎学

主　　编：李晗歌　吴春虎
责任编辑：张　宇

出版发行：**中国协和医科大学出版社**
　　　　　（北京市东城区东单三条9号　邮编100730　电话010-65260431）
网　　址：www.pumcp.com
经　　销：新华书店总店北京发行所
印　　刷：北京玺诚印务有限公司

开　　本：889×1194　　1/32
印　　张：9
字　　数：210千字
版　　次：2020 年 7 月第 1 版
印　　次：2020 年 7 月第 1 次印刷
定　　价：46.00 元

ISBN 978-7-5679-1541-1

编者名单

主　编　李晗歌　吴春虎

编　委（按姓氏笔画排序）

王雅雯（中国医学科学院肿瘤医院）

白熠洲（清华大学附属北京清华长庚医院）

朱一鸣（中国医学科学院肿瘤医院）

朱晨雨（北京协和医院）

李　炎（北京协和医院）

李晗歌（北京协和医学院）

杨　寒（中山大学肿瘤防治中心）

吴春虎（阿虎医学研究中心）

张　镭（南方医科大学南方医院）

陈　玮（中日友好医院）

夏小雨（中国人民解放军总医院第七医学中心）

蔺　晨（北京协和医院）

管　慧（北京协和医院）

前 言

北京协和医学院是中国最早的一所八年制医科大学，在100多年的办学过程中总结了相当多的教学经验，在很多科目上有其独特的教学方法，尤其是各个学科的任课老师，都是其所在领域的专家、教授。刚进入协和的时候，就听说协和有三宝：图书馆、病历和教授。更有人索性就把协和的教授誉为"会走路的图书馆"。作为协和的学生，能够在这样的环境中学习，能够聆听大师们的教诲，我们感到非常幸运。同时，我们也想与大家分享自己的所学所获，由此，推出本套丛书。

本套丛书是以对老师上课笔记的整理为基础，再根据第9版教材进行精心编写，实用性极强。

本套丛书的特点如下：

1. 结合课堂教学，重难点突出

总结核心问题，突出重难点，使读者能够快速抓住重点内容；精析主治语录，提示考点，减轻读者学习负担；精选执业医师历年真题，未列入执业医师考试科目的学科，选用练习题，以加深学习记忆，力求简单明了，使读者易于理解。

2. 紧贴临床，实用为主

医学的学习，尤其是桥梁学科的学习，主要目的在于为临床工作打下牢固的基础，无论是在病情的诊断、解释上，还是在治疗方法和药物的选择上，都离不开对人体最基本的认识。

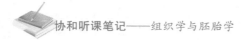

桥梁学科学好了，在临床上才能融会贯通，举一反三，学有所用，学以致用。

3. 图表形式，加强记忆

通过图表的对比归类，不但可以加强、加快相关知识点的记忆，通过联想来降低记忆的"损失率"，也可以通过表格中的对比来区分相近知识点，避免混淆，帮助大家理清思路，最大限度帮助读者理解和记忆。

组织学与胚胎学这门课程分为组织学与胚胎学两个部分。组织学是研究机体微细结构及其相关功能的科学，包括细胞、组织、器官和系统。胚胎学是研究从受精卵发育为新生个体的过程及其机制的科学，研究内容包括生殖细胞形成、受精、胚胎发育、胚胎与母体的关系、先天畸形等，是一门非常重要的基础学科。全书共分 28 章，基本涵盖了教材的重点内容。每个章节都由本章核心问题、内容精要、精选习题等部分组成，重点内容以下划线标注，有助于学生更好地把握学习重点。

本套丛书可供各大医学院校本科生、专科生及七年制、八年制学生使用，也可作为执业医师和研究生考试的复习参考用书，对住院医师也具有很高的参考价值。

由于编者水平有限，如有错漏，敬请各位读者不吝赐教，以便修订、补充和完善。如有疑问，可扫描下方二维码，会有专属微信客服解答。

编 者

2020 年 4 月

目 录

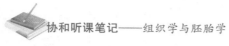协和听课笔记——组织学与胚胎学

上篇 组 织 学

第1章 组织学绪论

> ## 核心问题
>
> 1. 组织的概念和基本类型，细胞间质的含义、作用及与细胞的关系。
> 2. 组织学与胚胎学的一些常用研究技术的基本原理。

内容精要

组织学是研究机体微细结构及其相关功能的科学，包括细胞、组织、器官和系统。

一、组织学的内容和意义

1. **细胞** 人体结构和功能的基本单位，是组织和器官的结构基础。

2. **细胞外基质**

（1）定义：在细胞之间，有一些非细胞形态的物质。

（2）作用：由细胞产生，参与构成细胞生存的微环境，起支持、联系、营养和保护细胞的作用，对细胞的分化、运动、信息沟通也有重要影响。

3．组织

（1）定义：许多形态相似、功能相关的细胞，与细胞外基质形成的细胞群。

（2）分类：上皮组织、结缔组织、肌组织和神经组织，统称为基本组织。

4．器官　在胚胎发育早期由几种不同组织发育分化和有机结合形成，在机体内执行比组织更高一级的特定生理功能。

5．系统　由许多结构相似、功能相关的器官联合在一起构成。

二、组织学发展简史

1．1665 年英国物理学家 Robert Hooke 首先描述了细胞壁构成的小室，称为"Cell"。

2．1801 年法国人 Bichat 首次提出"组织"的概念。

3．德国学者 Schleiden 和 Schwann 于 1838 年和 1839 年分别指出细胞是一切植物和动物的结构、功能和发生的基本单位，创立了细胞学说，在组织学与胚胎学等生命科学发展史上具有十分重要的意义。

4．20 世纪 40 年代，随着电子显微镜的问世，人类对生命现象结构基础的认识深入到更微细的境界。

5．我国的组织学教育和科研工作是在 20 世纪初发展起来的。

三、组织学的学习方法

组织学是一门重要的医学基础课，在学习时应注意以下几点。

1. 平面与立体的关系。

2. 形态与功能的统一。

3. 从静态结构了解动态变化。

4. 纵横联系，深化认识。

四、常用组织学技术

1. 光学显微镜技术

（1）通常光镜可放大 1000 倍左右，分辨率为 0.2μm。

（2）石蜡包埋组织切片步骤：取材、固定、石蜡包埋、切片、脱蜡、染色、透明等。

（3）组织学中最常用的是苏木精和伊红染色法，简称 HE 染色法。染色特性见表 1-1。

主治语录：苏木精是碱性染料，能将细胞核染成蓝紫色；伊红是酸性染料，能将细胞质染成红色。

表 1-1 染色特性

染色特性	定义
嗜碱性	对碱性染料亲和力强者
嗜酸性	对酸性染料亲和力强者
中性	与两种染料的亲和力均不强者
亲银性	银染法中有些组织结构可直接使硝酸银还原而显示
嗜银性	有些结构无直接还原作用，需加入还原剂方能显色
异染性	染色后出现的颜色和染料颜色不同的现象，如结缔组织和软骨基质中的氨基聚糖，当用甲苯胺蓝等碱性染料染色后呈紫红色

（4）在组织化学术中，常使用荧光染料染色或作为标记物，

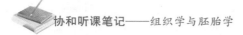

用荧光显微镜观察。在细胞培养术中，一般光镜不易分辨无色透明的活细胞，须用相差显微镜才能观察。

（5）激光扫描共聚焦显微镜可对较厚的组织切片进行连续精确的断层扫描，获得组织内各个层面的精细图像，然后经计算机合成处理后，形成完整的三维图像。

2. 电镜技术

（1）透射电镜术

1）穿透力低，需制备超薄切片（50~80nm）。

2）组织块用戊二醛与锇酸两次固定，脱水后树脂包埋，用超薄切片机切片，再经醋酸铀和柠檬酸铅染色。

3）透射电镜的分辨率可达到0.2nm。

（2）扫描电镜术

1）用扫描电镜能观察较大的组织表面，图像具有立体感。

2）扫描电镜的分辨率为2nm。

3. 组织化学术

（1）一般组织化学术：基本原理是在切片上加某种试剂，与组织中的待检物质发生化学反应，其最终产物为有色沉淀物或重金属沉淀，以便用显微镜观察。

（2）免疫组织化学术：是根据抗原与抗体特异性结合的原理，检测组织中肽和蛋白质的技术。

（3）原位杂交术：原理是用带有标记物的已知碱基顺序的核酸探针，与细胞内待测的核酸按碱基配对的原则，进行特异性原位结合，即杂交，然后通过对标记物的显示和检测，而获知待测核酸的有无及相对量。常用的标记物为地高辛。

4. 图像分析术　又称形态计量术，是应用数学和统计学原理对组织切片提供的平面图像进行分析，从而获得立体的组织和细胞内各种有形成分的数量、体积、表面积等参数，如肺泡的数量和表面积、肾小体的数量和体积、胰岛的数量及其各类细胞的百分比等，这些数值从量的角度显示了结构与功能的关系。

5. 细胞培养术和组织工程

（1）细胞培养术：是把从机体取得的细胞在体外模拟体内条件下进行培养的技术。

主治语录：细胞培养术的条件包括适宜的营养、生长因子、pH、渗透压、O_2和CO_2浓度、温度等，还需严防微生物污染。

（2）组织工程：用细胞培养术在体外模拟构建机体组织或器官的技术，旨在为器官缺损患者提供移植替代物。

6. 组织芯片技术　也称组织微阵列，是生物芯片技术的一个重要分支，是将组织标本按不同的设计需求，有序地集成在固相载体上所形成的组织微阵列，再利用免疫组织化学、原位杂交、原位 PCR 等各种组织学、分子生物学技术对芯片中的组织进行检测。

精选习题

1. 透射电镜的最高分辨率为

    A. 0.2nm

    B. 2nm

    C. 0.2μm

    D. 10nm

    E. 0.04μm

2. HE 染色中核染为

    A. 蓝绿色

    B. 粉红色

    C. 橘红色

    D. 黄绿色

    E. 蓝紫色

参考答案：1. A　2. E

第2章 上皮组织

核心问题

1. 各种被覆上皮的结构特点、分布和功能。

2. 微绒毛、纤毛和基膜的光镜结构、超微结构特点和功能。

3. 分泌腺的基本结构、分类及外分泌腺细胞的分泌方式。

内容精要

一、上皮组织概述

1. **组成** 大量形态规则、排列密集的上皮细胞和极少量的细胞外基质。

2. **极性** 朝向身体的表面或有腔器官腔面的一面为游离面，与游离面相对的朝向深部结缔组织的一面为基底面，而上皮细胞之间的连接面为侧面。

3. **无血管** 依靠结缔组织内血管提供营养。

4. 有丰富的感觉神经末梢。

5. 分类

（1）被覆上皮：具有保护、吸收、分泌和排泄等功能。

（2）腺上皮：具有分泌功能。

二、被覆上皮

1. 单层扁平上皮

（1）形态结构

1）由一层扁平细胞组成。

2）从上皮表面观察，细胞呈不规则形或多边形，核椭圆形，位于细胞中央；细胞边缘呈锯齿状或波浪状，互相嵌合。从垂直切面观察，细胞扁薄，胞质少，只有含核的部分略厚。

（2）主要分布

1）内皮：心、血管和淋巴管的腔面。

2）间皮：胸膜、腹膜和心包膜的表面。

3）其他：肺泡和肾小囊壁层。

（3）功能：有利于血液和淋巴的流动和内皮细胞进行物质交换；减少器官活动的摩擦。

2. 单层立方上皮

（1）形态结构

1）由一层近似立方形的细胞组成。

2）从上皮表面观察，细胞呈六角形或多角形；在垂直切面上，细胞呈立方形，核为圆形，居中。

（2）主要分布：肾小管及甲状腺滤泡等。

3. 单层柱状上皮

（1）形态结构

1）由一层棱柱状细胞组成。

2）从上皮表面观察，细胞呈六角形或多角形；在垂直切面上，细胞为柱状，核为椭圆形，其长轴与细胞长轴一致。

（2）主要分布：胃、肠、胆囊和子宫等腔面。

（3）功能：吸收或分泌。

4. 假复层纤毛柱状上皮

（1）形态结构：由柱状细胞、梭形细胞、锥形细胞和杯状细胞组成，其中柱状细胞最多，表面有大量纤毛。

（2）主要分布：呼吸道管腔面。

主治语录：假复层纤毛柱状上皮细胞形态不同、高矮不一，核的位置不在同一水平上，但基底部均附着于基膜，因此在垂直切面上观察貌似复层，而实为单层。

5. 复层扁平上皮

（1）形态结构

1）由多层细胞组成，因表层细胞是扁平鳞片状，又称复层鳞状上皮。

2）在上皮的垂直切面上，细胞形态不一：紧靠基膜的一层基底细胞为矮柱状，为具有增殖分化能力的干细胞，其产生的部分子细胞向浅层移动；基底层以上是数层多边形细胞，再上为几层梭形或扁平细胞；最表层的扁平细胞已退化，逐渐脱落。

3）上皮与深部结缔组织的连接凹凸不平，可增加两者的连接面积，既利于上皮获得营养供应，又可使连接更加牢固。

（2）主要分布

1）角化的：皮肤表皮，浅层细胞的核消失，胞质充满角蛋白，细胞干硬，并不断脱落。

2）未角化的：口腔、食管和阴道等腔面，浅层细胞有核，含角蛋白少。

（3）功能：具有耐摩擦和阻止异物侵入等作用，受损伤后有很强的再生修复能力。

6. 复层柱状上皮

（1）形态结构：由数层细胞组成，其深部为一层或几层多边形细胞，浅部为一层排列较整齐的矮柱状细胞。

（2）主要分布：结膜、男性尿道和一些腺的大导管处。

7．变移上皮

（1）形态结构：变移上皮细胞可分为表层细胞、中间层细胞和基底细胞。特点是细胞形状和层数可随器官的空虚与扩张状态而变化。如膀胱空虚时，上皮变厚，细胞层数增多，盖细胞呈大的立方形；膀胱充盈扩张时，上皮变薄，细胞层数减少，盖细胞呈扁平状。

（2）主要分布：肾盏、肾盂、输尿管和膀胱等腔面。

✎ 主治语录：一个表层细胞可覆盖几个中间层细胞，称为盖细胞。

三、腺上皮和腺

（一）概念

1．腺上皮　由腺细胞组成的以分泌功能为主的上皮。

2．腺　以腺上皮为主要成分的器官或结构。

（二）分类

1．外分泌腺　分泌物经导管排至体表或器官腔内，如汗腺、唾液腺等。

2．内分泌腺　没有导管，分泌物（为激素）一般释放入血液，如甲状腺、肾上腺等。

（三）外分泌腺

外分泌腺的形态分为单管状腺、单泡状腺、复管状腺、复泡状腺和复管泡状腺等。

1．分泌部

（1）一般由单层腺细胞组成，中央有腔。

（2）泡状和管泡状的分泌部常称腺泡。

（3）腺细胞多呈锥形。在消化系统和呼吸系统中的腺细胞一般可分为浆液细胞和黏液细胞两种。

1）浆液细胞：①核为圆形，位于细胞偏基底部；基底部胞质呈强嗜碱性染色。顶部胞质含许多嗜酸性的分泌颗粒，称酶原颗粒，不同的浆液性细胞，含不同的酶类。②电镜下，有密集的粗面内质网，在核上区可见较发达的高尔基复合体和数量不等的分泌颗粒，其分布也反映了腺细胞合成与分泌蛋白质的过程。③所有腺细胞的功能都受自主神经和激素的精细调节，属于调节型分泌细胞。因此分泌蛋白质以及糖蛋白、肽类的腺细胞在非分泌时相，胞质内可见大量贮存的分泌颗粒。

2）黏液细胞：①核扁圆形，居细胞基底部；除在核周的少量胞质呈嗜碱性染色外，大部分胞质几乎不着色，呈泡沫或空泡状。②电镜下可见基底部胞质中有一定量的粗面内质网，核上区有发达的高尔基复合体和极丰富的粗大黏原颗粒。

📝 主治语录：杯状细胞也是一种散在分布的黏液细胞。

（4）浆液细胞和黏液细胞可以分别组成浆液性腺泡和黏液性腺泡；由这两种腺细胞共同组成的腺泡，称混合性腺泡。

（5）分泌部完全由浆液性腺泡构成的腺体，称浆液性腺；完全由黏液性腺泡构成的腺体称黏液性腺；由3种腺泡共同构成的腺体称混合性腺。

（6）大部分混合性腺泡主要由黏液细胞组成，少量浆液细胞位于腺泡的底部，在切片中呈半月形结构，称浆半月。

（7）在腺细胞的外方，还可有扁平、多突起的肌上皮细胞，胞质内含肌动蛋白丝，其收缩有助排出分泌物。

2. 导管　直接与分泌部通连，由单层或复层上皮构成，将

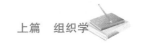

分泌物排至体表或器官腔内。有的导管上皮细胞还可分泌或吸收水和电解质。

四、上皮细胞的特化结构

上皮细胞具有极性，常在其游离面、侧面和基底面形成与功能相适应的特化结构。

游离面：微绒毛、纤毛。

侧面：细胞连接。

基底面：基膜、质膜内褶、半桥粒。

（一）上皮细胞的游离面

1. 微绒毛

（1）定义：上皮细胞游离面伸出的微细指状突起，在电镜下清晰可见。

（2）功能：微绒毛使细胞的表面积显著增大，有利于细胞的吸收功能。

（3）结构特点：直径约 0.1μm，长度因细胞种类或细胞生理状态而有很大差别。

1）光镜下，小肠上皮细胞的纹状缘即是由密集的微绒毛整齐排列而成。

2）微绒毛的胞质中有许多纵行的微丝。微丝上端附着于微绒毛顶部，下端插入细胞顶部胞质中，附着于终末网。

3）终末网是微绒毛基部胞质中与细胞表面平行的微丝网，其边缘部附着于细胞侧面的黏着小带。

4）微丝为肌动蛋白丝，终末网中还有肌球蛋白，其收缩可使微绒毛伸长或变短。

2. 纤毛

（1）定义：是上皮细胞游离面伸出的粗而长的突起。

（2）功能：具有节律性定向摆动的能力。

（3）结构特点：一般长 5~10μm，直径 0.3~0.5μm。

1）电镜下，可见纤毛中央有两条单独的微管，周围有 9 组二联微管，二联微管的一侧伸出两条短小的动力蛋白臂。

2）动力蛋白具有 ATP 酶活性，分解 ATP 后动力蛋白臂附着于相邻的二联微管，使微管之间产生位移或滑动，导致纤毛整体的运动。

3）纤毛基部有一个致密的基体，结构与中心粒基本相同，基体的微管与纤毛的微管相连续，基体可能是纤毛微管的最初形成点。

（二）上皮细胞的侧面

上皮细胞的侧面是细胞的相邻面，细胞间隙很窄，在细胞膜接触区域特化形成了多种细胞连接，以加强细胞间的机械联系，维持组织结构的完整性和协调性。这些细胞连接的形成和维持都依赖钙离子。

1. 紧密连接

（1）位置：又称封闭连接，位于细胞的侧面顶端。

（2）结构特点

1）在超薄切片上，此处相邻细胞膜形成 2~4 个点状融合，融合处细胞间隙消失，非融合处有极窄的细胞间隙。

2）在紧密连接处的膜内，蛋白颗粒排列成 2~4 条嵴线，嵴线交错形成网格，环绕细胞。

3）在相邻细胞的连接处，这种网格互相吻合，蛋白颗粒与蛋白颗粒对接，封闭了细胞间隙。

（3）功能：紧密连接可阻挡物质穿过细胞间隙，具有屏障作用。

2. 黏着小带

（1）位置：多位于紧密连接下方，环绕上皮细胞顶部。

（2）结构特点

1）相邻细胞间隙为 15~20nm，内有由钙黏蛋白的胞外部分构成的低电子密度丝状物连接相邻细胞的膜。

2）在膜的胞质内面钙黏蛋白的胞内部分与锚定蛋白相结合，形成薄层致密物，来自胞质的微丝（肌动蛋白丝）附着其上，微丝在胞质中形成终末网。

（3）功能：黏着作用，保持细胞形状和传递细胞收缩力的作用。

3．桥粒

（1）位置：常位于黏着小带的深部。

（2）结构特点

1）呈斑状或纽扣状，大小不等。

2）连接处相邻细胞间隙宽 20~30nm，其中有由钙黏蛋白的胞外部分构成的低电子密度丝状物。

3）细胞间隙中央有一条与细胞膜相平行而致密的中间线，由丝状物交织而成。

4）细胞膜的胞质面各有一个由锚定蛋白构成的厚而致密的桥粒斑，钙黏蛋白的胞内部分与其相连。胞质中有许多直径约 10nm 的中间丝，附着于桥粒斑上，并折成袢状返回胞质，起固定和支持作用。

5）桥粒是一种很牢固的连接，像铆钉般把细胞相连，在易受摩擦的皮肤、食管等部位的复层扁平上皮中尤其发达。

（3）功能：可形成牢固的细胞间连接。

4．缝隙连接

（1）位置：又称通讯连接，除血细胞和骨骼肌细胞外广泛存在于其他组织细胞间。

（2）结构特点

1）在超薄切片上，连接处相邻细胞膜高度平行，细胞间隙仅约 3nm，内有许多间隔大致相等的连接点。

2）用冷冻蚀刻复型等方法显示，缝隙连接处的胞膜中有许多规律分布的柱状颗粒，称连接小体。

3）每个连接小体直径 7~9nm，由 6 个杆状的连接蛋白分子围成，中央有直径约 2nm 的管腔。

4）连接小体贯穿细胞膜的双层脂质，并突出于细胞表面约 1.5nm，相邻两细胞膜中的连接小体对接，管腔也通连，成为细胞间直接交通的管道。

（3）功能：在钙离子和其他因素作用下，管道可开放或闭合，一般分子量小于 1500D 的物质，包括离子、cAMP 等信息分子、氨基酸、葡萄糖、维生素等，均得以在相邻细胞间流通，使细胞在营养代谢、增殖分化和功能等方面成为统一体。

主治语录：以上 4 种细胞连接，只要有 2 个或 2 个以上紧邻存在，则称连接复合体。

（三）上皮细胞的基底面

1. 基膜

（1）定义：为上皮细胞基底面与深部结缔组织之间共同形成的薄膜。

（2）电镜下：基膜分为两部分，靠近上皮的部分为基板，与结缔组织相接的部分为网板。

1）基板的分层：可分为两层，电子密度低的，紧贴上皮细胞基底面的一薄层为透明层，其下方电子密度高的、较厚的为致密层。

2）基板的主要成分：层黏连蛋白、Ⅳ型胶原蛋白和硫酸肝素蛋白多糖等。

3）网板的分泌部位：由结缔组织的成纤维细胞分泌产生。

4）网板的组成：主要由网状纤维和基质构成，有时可含有少许胶原纤维。

（3）功能：具有支持、连接和固着作用；是半透膜，有利于上皮细胞与深部结缔组织进行物质交换；引导上皮细胞移动，影响细胞的增殖和分化。

2. 质膜内褶

（1）定义：是上皮细胞基底面的细胞膜折向胞质所形成的许多内褶。

（2）结构：内褶与细胞基底面垂直，内褶间含有与其平行的长杆状线粒体。

（3）功能：质膜内褶主要见于肾小管，扩大了细胞基底部的表面积，有利于水和电解质的迅速转运。

3. 半桥粒

（1）位置：位于上皮细胞基底面。

（2）结构：为桥粒结构的一半，质膜内也有桥粒斑，角蛋白丝附着其上，折成袢状返回胞质。

（3）功能：将上皮细胞固着在基膜上。

五、上皮组织的再生与化生

1. 在生理状态下，上皮细胞不断衰老、死亡和脱落，并不断地由上皮中的未分化细胞增殖补充，此过程称为上皮组织的更新或生理性再生。

2. 不同器官的上皮更新速度不同，如小肠绒毛上皮全部更新一次只需2~6天，表皮一般1~2个月更新一次，而胰腺上皮则需50天左右更新一次。

3. 在某种生理或病理条件下，已分化成熟的上皮组织，其上皮细胞可适应改变了的条件，形态、排列和功能发生转变，

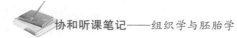

称为上皮组织化生。

精选习题

1. 缝隙连接的主要功能是
   A. 防止大分子物质通过上皮细胞之间扩散
   B. 扩大细胞表面积
   C. 加强细胞间连接
   D. 有利于细胞间信息传递及物质交换
   E. 防止组织液流失

2. 假复层纤毛柱状上皮分布于
   A. 食管
   B. 小肠
   C. 膀胱
   D. 气管
   E. 外耳道

参考答案：1. D　2. D

第3章 结缔组织

核心问题

1. 疏松结缔组织中主要细胞的结构和功能。
2. 致密结缔组织、脂肪组织的结构和功能。

内容精要

一、概述

1. **组成** 结缔组织由细胞和细胞外基质构成。

2. **分类** 包括固有结缔组织（即疏松结缔组织、致密结缔组织、脂肪组织和网状组织）和其他特殊类型的结缔组织。

3. **功能** 连接、支持、保护、贮存营养、物质运输等。

二、疏松结缔组织

分布：又称蜂窝组织，广泛分布于器官之间和组织之间。

特点：细胞种类较多，纤维数量较少。排列稀疏，富含血管及神经（末梢）。

功能：具有连接、支持、防御和修复等功能。

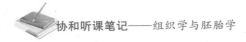

（一）细胞

结缔组织内固有细胞：未分化间充质细胞、成纤维细胞、脂肪细胞。

结缔组织内源自血液或淋巴组织的细胞：巨噬细胞、浆细胞、肥大细胞和白细胞等。

记忆口诀：建成"巨大白浆房"。

1. 成纤维细胞

（1）功能活跃时

1）结构特点：①细胞较大，多突起；细胞核大，呈卵圆形，着色浅，核仁明显；细胞质较丰富，呈弱嗜碱性。②电镜下，具有蛋白质分泌细胞的超微结构特征，即含丰富的粗面内质网和发达的高尔基复合体。

2）功能：成纤维细胞合成、分泌胶原蛋白和弹性蛋白，并形成无定形基质。还可分泌多种生长因子，调节各种细胞的增殖与功能。

（2）静止状态时

1）成纤维细胞功能处于静止状态时，称纤维细胞。

2）结构特点：①细胞较小，呈长梭形；细胞核小而细长，着色深；细胞质少，呈嗜酸性。②电镜下，细胞质内粗面内质网少，高尔基复合体不发达。

3）功能：在创伤等情况下，纤维细胞可逆向分化为成纤维细胞，并分裂、增殖，向受损部位迁移，产生细胞外基质，形成瘢痕组织，参与创伤修复。

主治语录：成纤维细胞是疏松结缔组织中数目最多、最主要的细胞，常附着在胶原纤维上。

2. 巨噬细胞 体内广泛存在的一种免疫细胞，来源于单核细胞。

（1）结构特点

1）细胞形态多样，功能活跃者常伸出较长的伪足而使形态不规则。

2）细胞核较小，呈圆形或肾形，着色深。细胞质丰富，多呈嗜酸性，可含有异物颗粒和空泡。

3）电镜下，细胞表面有许多皱褶、微绒毛和少数球形隆起。细胞质内含大量溶酶体、吞噬体、吞饮泡和残余体，以及数量不等的粗面内质网、高尔基复合体和线粒体。细胞膜内侧和伪足内有较多微丝和微管，参与细胞运动和吞噬功能。

4）疏松结缔组织内处于功能静止状态的巨噬细胞称为组织细胞，当受细菌产物、炎症变性蛋白等物质刺激后，细胞伸出伪足，沿这些物质的浓度梯度朝浓度高的部位定向移动，聚集到产生和释放这些化学物质的部位，因而被称为游走的活化细胞。细胞的这种特性称趋化性，而这类化学物质称趋化因子，趋化性是巨噬细胞发挥功能的前提。

（2）功能：见表3-1。

表 3-1　巨噬细胞的功能

吞噬作用	①特异性吞噬前提是有抗体等识别因子识别和黏附被吞噬物，然后，巨噬细胞通过其表面的受体与识别因子特异性结合，从而间接黏附被吞噬物，启动吞噬过程 ②非特异性吞噬则无需识别因子的中介，巨噬细胞直接黏附碳粒、粉尘、衰老死亡的自体细胞和某些细菌等，进而吞噬 ③吞噬较大异物时，多个巨噬细胞常融合形成多核巨细胞 ④巨噬细胞黏附被吞噬物后，伸出伪足将其包围，摄入细胞质内形成吞噬体或吞饮泡。吞噬体或吞饮泡与溶酶体融合，被溶酶体酶分解，可降解产物进入细胞质后被再利用，不可分解的物质构成残余体

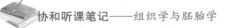

续　表

抗原提呈作用	巨噬细胞吞噬了抗原物质，在溶酶体内进行分解时，能够把最具特征性的分子基团予以保留，与巨噬细胞自身的主要组织相容性复合物-Ⅱ类分子结合，形成抗原肽-MHC分子复合物，提呈到细胞表面。当T淋巴细胞接触到抗原肽后，便被激活，启动免疫应答机制
分泌功能	分泌功能活跃，有溶菌酶、补体、多种细胞因子等。溶菌酶分解细菌的细胞壁，以杀灭细菌。补体参与炎症反应及对病原微生物的溶解等过程。白细胞介素-1刺激骨髓中白细胞增殖并释放入血

主治语录：巨噬细胞是机体主要的抗原提呈细胞。

3. 浆细胞

（1）分布：又称效应B淋巴细胞，主要分布于脾、淋巴结及消化管、呼吸道等黏膜的结缔组织或淋巴组织内及慢性炎症部位。

（2）结构特点

1）呈卵圆形或圆形；细胞核呈圆形或卵圆形，多偏于一侧，异染色质常呈粗条块状，从核中心向核膜呈辐射状分布。细胞质丰富，呈嗜碱性，细胞核旁有一浅染区。

2）电镜下，细胞质内几乎充满呈环形平行排列的粗面内质网，细胞核旁浅染区内有发达的高尔基复合体。

（3）功能：合成并分泌免疫球蛋白，即抗体。参与机体体液免疫。

4. 肥大细胞

（1）分布：常沿小血管和淋巴管分布，在皮肤真皮、呼吸道和消化管的黏膜结缔组织内较多。

（2）结构特点：细胞较大，呈圆形或卵圆形。细胞核小而圆，居中。细胞质内充满粗大的嗜碱性分泌颗粒，可被醛复红染成紫色。

（3）功能

1）通过释放多种活性物质，启动针对病原体的炎症反应：①组胺和白三烯可使局部毛细血管和微静脉扩张，通透性增强，组织液渗出增多，导致局部红肿。②中性粒细胞趋化因子和嗜酸性粒细胞趋化因子可分别促使这两种血细胞迁入结缔组织内，中性粒细胞可吞噬细菌，嗜酸性粒细胞可吞噬抗原-抗体复合物，并有杀菌作用。

2）肥大细胞分泌的肝素具有抗凝血作用。

3）抗过敏反应：当机体第二次接触到这些物质（抗原）时，肥大细胞会受到刺激，以胞吐方式大量释放颗粒内容物，称为脱颗粒。组胺、白三烯可引起过敏反应。凡可致肥大细胞脱颗粒的物质称为过敏原，即引发过敏反应的抗原。肥大细胞释放的嗜酸性粒细胞趋化因子可趋化嗜酸性粒细胞向过敏反应部位迁移，发挥抗过敏反应作用。

5. 脂肪细胞

（1）结构特点

1）胞体大，常呈球形或多边形。胞质内含一个大脂滴，将其余胞质和细胞核挤到细胞周缘，细胞核被挤压成弯月形，位于细胞一侧。

2）HE 染色标本中，脂滴被溶解，细胞呈空泡状。

（2）功能：合成和储存脂肪，参与脂类代谢。

6. 未分化的间充质细胞

（1）分布：广泛，多分布在小血管周围，形态似纤维细胞。

（2）功能：在炎症及创伤修复时大量增殖，可分化为成纤维细胞、血管内皮细胞、平滑肌细胞等，参与结缔组织和小血管的修复。

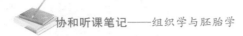

7. 白细胞　血液内的各种白细胞常以变形运动穿出毛细血管和微静脉，游走到疏松结缔组织内，行使免疫防御功能。

（二）纤维

1. 胶原纤维

（1）数量：在 3 种纤维中数量最多。

（2）结构特点

1）新鲜标本呈白色，又称白纤维。

2）HE 染色呈嗜酸性。直径 $0.5 \sim 20\mu m$，呈波浪形，有分支并交织成网。

3）电镜下，胶原原纤维直径 $20 \sim 200nm$，呈明暗交替的周期性横纹，横纹周期约 64nm。

（3）生化成分：Ⅰ型胶原蛋白。胶原蛋白由成纤维细胞分泌，于细胞外聚合为胶原原纤维，再经少量黏合质黏结成胶原纤维。

（4）物理特性：胶原纤维的韧性大，抗拉力强。

2. 弹性纤维

（1）数量：含量比胶原纤维少，但分布很广。

（2）结构特点

1）新鲜标本呈黄色，又名黄纤维。

2）HE 染色切片中着淡红色，不易与胶原纤维区分；弹性纤维较细，直径 $0.2 \sim 1.0\mu m$。表面光滑，末端常卷曲，可有分支，交织成网。

3）电镜下，弹性纤维的核心部分电子密度较低，由均质无定形的弹性蛋白组成；外周覆盖电子密度较高的微原纤维，其直径约 10nm，主要由原纤维蛋白构成，在外周起支架作用。

（3）生化成分：弹性蛋白。

（4）物理特性：弹性蛋白分子以共价键广泛交联成网，能

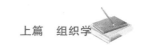

任意卷曲。在外力牵拉下，卷曲的弹性蛋白分子伸展拉长；除去外力后，又恢复卷曲状态。

✎ 主治语录：弹性纤维与胶原纤维交织在一起，使疏松结缔组织兼有弹性和韧性，有利于所在器官和组织保持形态和位置的相对恒定，又具有一定的可变性。

3. 网状纤维

（1）结构特点：直径 0.2~1.0μm，分支多，交织成网。HE 染色呈淡红色，镀银染色呈黑色。

（2）生化成分：Ⅲ型胶原蛋白，表面被覆糖蛋白。

（3）分布：主要存在于网状组织，也分布于基膜的网板、腺泡、毛细血管周围等处。

4. 3 种不同纤维的区别，见表 3-2。

表 3-2 3 种纤维的区别

纤维种类	新鲜标本	HE 染色	生化成分	性能	电镜
胶原纤维	白色	红，嗜酸性	Ⅰ 型胶原蛋白	坚韧	胶原原纤维，横纹
弹性纤维	黄色	淡红色	弹性蛋白	有弹性	弹性蛋白，微原纤维
网状纤维	—	淡红色，银染呈黑色	Ⅲ 型胶原蛋白、糖蛋白	—	—

（三）基质

基质是由生物大分子构成的无定形胶状物，无色透明，具有一定黏性，空隙中充满组织液，填充于结缔组织细胞和纤维之间，其生物大分子主要为蛋白聚糖和纤维黏连蛋白。

1. **蛋白聚糖**　亦称蛋白多糖，由氨基聚糖与蛋白质以共价键结合而成的聚合体。

（1）氨基聚糖主要分硫酸化和非硫酸化两种类型。

1）硫酸软骨素、硫酸角质素、硫酸皮肤素和硫酸乙酰肝素等，分子较小。

2）透明质酸为曲折盘绕的长链大分子，可长达 $2.5\mu m$，构成蛋白聚糖的主干。

（2）小分子氨基聚糖犹如试管刷上的鬃毛，与核心蛋白借共价键结合，并以核心蛋白为中心向外呈辐射状排列，形成蛋白聚糖亚单位。后者再通过结合蛋白结合于透明质酸主干，形成蛋白聚糖聚合体。

（3）功能

1）大量蛋白聚糖聚合体形成有许多微孔的分子筛，允许水和营养物、代谢产物、激素、气体分子等通过；而大于孔隙的大分子物质、细菌等则被阻挡，使基质成为限制细菌等有害物扩散的防御屏障。

2）溶血性链球菌和癌细胞等因能产生透明质酸酶，破坏基质结构，故得以扩散或转移。

2. **纤维黏连蛋白**　分子表面具有与多种细胞、胶原蛋白及蛋白聚糖的结合位点，因此是将这 3 种成分有机连接的媒介，形成一个整合的胶原纤维网络结构，从而影响细胞的黏附、迁移或肿瘤转移、胚胎发育、生长和分化等。

3. **组织液**

（1）毛细血管动脉端，溶解有电解质、单糖、气体分子等小分子的水通过毛细血管壁，渗入基质内，成为组织液。

（2）毛细血管静脉端，组织液的大部分回到血液中，小部分进入毛细淋巴管成为淋巴，最后也回流入血。

（3）组织液是动态更新的，有利于血液与组织中的细胞进

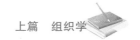

行物质交换，构成细胞赖以生存的体液环境。

（4）当机体电解质和蛋白质代谢发生障碍时，组织液的产生和回流失去平衡，基质中的组织液含量可增多或减少，导致组织水肿或脱水。

三、致密结缔组织

特点：以纤维为主要成分，细胞较少，纤维粗大，排列致密。

功能：支持、连接和保护。

1. 规则致密结缔组织

（1）主要构成肌腱、腱膜和大部分的韧带，使骨骼肌附着于骨。

（2）大量密集的胶原纤维聚集成束，顺着应力方向平行排列，牵拉力强。纤维束之间有腱细胞，是一种形态特殊的成纤维细胞。

2. 不规则致密结缔组织

（1）主要构成真皮、硬脑膜及多数器官的被膜。

（2）粗大的胶原纤维纵横交织，形成致密的三维网状结构。抵抗来自不同方向的应力。

（3）纤维（束）之间含少量基质和（成）纤维细胞。

3. 弹性组织

（1）以弹性纤维为主的致密结缔组织。

（2）粗大的弹性纤维平行排列成束，如项韧带和黄韧带，以适应脊柱运动。

四、脂肪组织

脂肪组织主要由大量群集的脂肪细胞构成，被疏松结缔组织分隔成脂肪小叶。

1. 黄色脂肪组织（单泡脂肪细胞）

（1）分布：主要分布在皮下、网膜和系膜等处。

（2）功能：是体内最大的贮能库，还具有维持体温、缓冲、保护和填充等作用。

（3）特点：脂肪细胞体积大，胞质内只有一个大的脂滴，称单泡脂肪细胞。单泡脂肪细胞可分泌瘦素，通过刺激下丘脑的活动抑制食欲，参与调节新脂形成。

2. 棕色脂肪组织（多泡脂肪组织）

（1）分布：在成人极少，在新生儿和冬眠动物体内较多。主要分布在新生儿的肩胛间区、腋窝及颈后部。

（2）功能：在寒冷的刺激下，脂肪细胞内的脂类分解、氧化，产生大量热能。

（3）特点：是组织中有丰富的毛细血管，脂肪细胞较小，细胞质内散在许多大小不一的脂滴，线粒体大而丰富，细胞核圆、居中，称多泡脂肪细胞。

五、网状组织

1. 分布　主要分布于造血组织，如骨髓、脾、淋巴结等。

2. 构成　由网状细胞和网状纤维构成，网状纤维由网状细胞产生。

3. 结构特点　网状细胞是有突起的星形细胞，相邻细胞的突起连接成网。细胞核较大，呈圆形或卵圆形，着色浅，常见 1~2 个核仁。细胞质较多，粗面内质网较丰富。

4. 网状纤维交织成网，并可深陷于网状细胞的胞体和突起内，成为网状细胞依附的支架。构成造血组织和淋巴组织的支架，为血细胞发生和淋巴细胞发育提供了适宜的微环境。

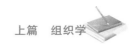

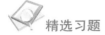 精选习题

1. 关于弹性纤维的特点，下列哪项错误

    A. 由弹性蛋白和微原纤维组成

    B. 电镜下具有明暗相间的周期性横纹

    C. HE 染色标本上呈淡红色，折光性强

    D. 弹性强，韧性差

    E. 新鲜时呈黄色

2. 结缔组织中能产生肝素的细胞是

    A. 成纤维细胞

    B. 浆细胞

    C. 肥大细胞

    D. 巨噬细胞

    E. 间充质细胞

参考答案：1. B　2. C

第4章 软骨和骨

核心问题

1. 透明软骨的结构及分布，了解弹性软骨、纤维软骨的结构特点及分布。

2. 骨组织的结构。

3. 长骨的结构。

4. 骨发生的两种方式。

5. 骨的改建过程及影响骨生长的因素。

内容精要

软骨和骨是人体的支架结构，来源于胚胎时期的间充质。软骨和骨的主体分别是软骨组织和骨组织，它们均属于高度特化的固态结缔组织，其中骨组织的硬度又大大超过软骨组织。

一、软骨

软骨组成：由软骨组织及包裹它的软骨膜构成。

软骨组织组成：由软骨细胞和软骨基质构成。

（一）软骨组织

1. 软骨细胞

（1）包埋在软骨基质中，所在腔隙称软骨陷窝。

（2）周边的软骨细胞：幼稚，胞体小，呈扁圆形，长轴与软骨表面平行，单个分布。

（3）靠近软骨中部的细胞：越靠近越成熟，体积越大，由扁圆形逐渐变成椭圆形和圆形，细胞增生分裂成相对集中的细胞群体，由于均由同一个幼稚软骨细胞增殖形成，故称同源细胞群。

（4）成熟软骨细胞：胞质弱嗜碱性，有丰富的粗面内质网和高尔基复合体，表明软骨细胞具有产生软骨基质的强大能力。

2. 软骨基质

（1）由无定形基质和包埋其中的纤维构成。无定形基质的主要成分为蛋白聚糖和水。蛋白聚糖构成分子筛结构，具有良好的可渗透性。

（2）软骨中的蛋白聚糖含量远高于一般的结缔组织，使软骨基质形成较为坚固的凝胶。氨基聚糖分布不均，紧靠软骨陷窝的部位嗜碱性较强，在 HE 染色切片中，形似囊状包围软骨细胞，故称软骨囊。

（3）纤维埋于基质中，使软骨具有韧性或弹性。

（二）软骨膜

1. 除关节软骨外，软骨表面被覆盖薄层致密结缔组织，即软骨膜。

2. 软骨膜内有血管、淋巴管和神经，可起到为软骨组织提供营养和保护等作用。

3. 软骨膜内层存在由间充质干细胞分化而来的骨祖细胞，可进一步分为成软骨细胞。

（三）软骨的类型（表4-1）

表4-1　软骨的类型

类　型	分　布	特　点
透明软骨	较广，包括肋软骨、关节软骨、呼吸道软骨等	①有较强的抗压性，有一定的弹性和韧性，在外力作用下较其他类型软骨更易断裂 ②纤维成分主要是由Ⅱ型胶原蛋白组成的胶原原纤维，纤维交织排列成三维网格状 ③基质中含水分较多
弹性软骨	耳郭、咽喉及会厌等处	①新鲜时呈黄色 ②基质呈现一定程度的嗜酸性，仅软骨囊嗜碱性明显，在光镜下呈现红蓝相间的着色特点
纤维软骨	椎间盘、关节盘和耻骨联合等处	①呈不透明的乳白色 ②大量粗大的胶原纤维平行或交叉排列，有很强的韧性 ③软骨细胞较小而少，散在、成对或单行排列于纤维束之间，无定形基质少，呈弱嗜碱性

（四）软骨的发生与生长

1. 发生的基本过程　在将要形成软骨的部位，间充质细胞聚集增生，分化为骨祖细胞，后者再分化为成软骨细胞，继而进一步分化为软骨细胞。软骨周边的间充质则分化为软骨膜。

2. 生长方式

（1）附加性生长：又称软骨膜下生长。由软骨膜深部的骨祖细胞增殖分化为成软骨细胞，后者再分化为软骨细胞添加在软骨组织表面，使软骨逐渐增厚。

（2）间质性生长：又称软骨内生长，通过已有的软骨细胞生长增殖，产生更多的软骨细胞和软骨基质，使软骨从内部膨胀式生长。

二、骨

（一）概述

1. 骨的组成　由骨组织、骨膜和骨髓等构成的坚硬器官。

2. 功能

（1）在机体中主要起支持、运动和保护作用。

（2）骨还是机体的钙、磷的贮存库。

（二）骨组织

骨的结构主体，主要由骨细胞和骨基质组成。

1. 骨基质（骨质）

（1）有机成分：大量胶原纤维和少量无定形基质。

1）胶原纤维粗大、排列规律，主要由Ⅰ型胶原蛋白构成。

2）无定形基质的主要成分是蛋白聚糖及其复合物，具有黏合纤维的作用。骨质中还有骨钙蛋白、骨桥蛋白、骨黏连蛋白和钙结合蛋白等，它们在骨的钙化、钙离子的传递与平衡、细胞与骨质的黏附等方面各有作用。

（2）无机成分

1）又称骨盐，以钙、磷离子为主，也含多种其他元素。

2）存在形式主要是羟基磷灰石结晶，呈细针状，长10～20nm，沿胶原原纤维长轴沉积并与之紧密结合。

（3）类骨质：新生骨组织的细胞外基质无骨盐沉积。大量骨盐规律性沉积后，类骨质转变为坚硬的骨质，该过程称钙化或矿化。

（4）骨质的结构经历了由编织骨转变为板层骨的过程。

1）编织骨：主要特征是胶原纤维无规则交织排列，是胚胎时期和5岁以内儿童的骨质结构形式，以后逐渐改建成板层骨。成年后仅在牙槽骨和耳蜗等极少数部位存在编织骨。

2）板层骨：以骨板形式存在的骨质结构。

3）密质骨：在长骨骨干、扁骨和短骨表层，骨板层数多、排列规则，所有骨板紧密结合。

4）松质骨：在长骨骨骺和骨干内表面、扁骨的板障和短骨中心等处，数层不甚规则的骨板形成大量针状或片状骨小梁，搭建成有较大孔隙的立体网格样结构，肉眼可见骨质呈疏松状。

2. 骨组织的细胞　包括骨祖细胞、成骨细胞、骨细胞和破骨细胞，骨细胞位于骨组织内部，其余3种则分布在表面。

（1）骨祖细胞：是软骨组织和骨组织共同的干细胞，位于软骨膜和骨膜内层。细胞呈梭形，胞体小，核小色深。可分化为成骨细胞。

（2）成骨细胞

1）分布在骨组织表面，常单层排列，矮柱状或不规则形。

2）电镜下可见大量粗面内质网和高尔基复合体，分泌产物为类骨质。

3）成骨细胞还分泌多种细胞因子，调节骨组织的形成和吸收，促进骨组织钙化。

4）细胞自身被包埋其中。伴随着分泌活动的进行，细胞发出许多细长突起，胞体和细胞核逐渐缩小，渐呈扁椭圆形，成骨细胞便逐渐转变为骨细胞。

5）成骨细胞并非持续处于活跃状态，当成骨功能相对静止时，其细胞变扁平，紧贴骨组织表面，称骨被覆细胞。

（3）骨细胞

1）位于骨组织内部有多个细长突起的细胞，比较均匀地分散于骨板之间或骨板内。细胞体所在的腔隙称骨陷窝，其所在腔隙称骨小管。

2）相邻骨细胞的突起以腔隙连接，骨小管彼此相通，骨陷窝和骨小管内含少量组织液。骨组织内的骨陷窝-骨小管互相连通，构成了骨组织内部的物质输送通道。骨细胞还具有一定的溶骨作用，参与调节钙、磷平衡。

（4）破骨细胞

1）是一种可游走的多核巨细胞，直径 $30 \sim 100 \mu m$，由多个单核细胞融合而成，具有强大的溶骨能力。

2）破骨细胞散在分布于骨组织表面，形态不规则，细胞核 $6 \sim 50$ 个不等，胞质丰富、嗜酸性强，含丰富的溶酶体和线粒体。

3）溶骨活跃时，细胞呈现明显极性。电镜下可见紧贴骨组织的一侧出现许多长短与粗细不一的突起，构成光镜下的皱褶缘。

4）胞质围堤的电子密度低，称亮区，也称封闭区。亮区的细胞膜紧贴骨组织，使皱褶缘和对应的骨组织表面凹陷之间封闭成一个密闭的腔隙，称吸收陷窝。此处是一个特殊的微环境，破骨细胞在此释放多种水解酶和有机酸，溶解骨盐，分解有机成分。

✎ 主治语录：各种骨细胞的比较见表 4-2。

表 4-2　骨细胞的比较

细胞分类	形　态	分　布	功　能
软骨细胞	扁圆形至椭圆形和圆形，胞体由小至大；成熟细胞胞质弱嗜碱性，有粗面内质网和高尔基体	单个或成群分布于软骨内	产生软骨基质；单个细胞增生分裂成同源细胞群

续　表

细胞分类	形　态	分　布	功　能
骨祖细胞	梭形，胞体小，胞质少，核小色深	软骨组织和骨组织共同的干细胞，位于软骨膜和骨膜内层	功能活跃，不断增殖分化为成骨细胞
成骨细胞	矮柱状或不规则形，胞质嗜碱性，电镜下可见大量粗面内质网和高尔基复合体	骨组织表面，单层排列	分泌类骨质；释放基质小泡；分泌细胞因子，调节骨组织的形成和吸收，促进骨组织钙化
骨细胞	有多个细长突起的细胞；在细胞成熟过程中，胞体变小，呈扁椭圆形，细胞器减少，突起延长	单个分散于骨板之间或骨板内	传递信息；构成骨组织内部的物质输送通道；有溶骨作用，参与调节钙、磷平衡
破骨细胞	可游走的多核巨细胞，形态不规则，多核，胞质丰富，嗜碱性强，近骨组织侧有皱褶缘	骨组织表面	溶解和吸收骨质

（三）长骨的结构

长骨由密质骨、松质骨、关节软骨、骨膜、骨髓、血管和神经等构成。

1. 密质骨　分布于骨干和骨骺的外侧面，主要特征是骨板结合紧密，肉眼下难见明显的孔隙。

（1）环骨板：是环绕骨干内、外表面的骨板，又分为外环骨板和内环骨板。

1）外环骨板：厚，由数层或十多层骨板组成，较整齐地环绕骨干排列。

2）内环骨板：薄，仅由数层骨板组成，且不如外环骨板平整。

（2）骨单位：又称哈弗斯系统，位于内、外环骨板之间，是长骨中起支持作用的主要结构。由多层同心圆排列的哈弗斯骨板围绕中央管构成。

1）哈弗斯骨板为 4~20 层不等，故骨单位粗细不一。

2）中央管为细长的管道，少量疏松结缔组织穿行其中，内有小血管和神经纤维。

（3）间骨板：位于骨单位之间或骨单位与环骨板之间，为大小和形状皆不甚规则的骨板聚集体，是骨生长和改建过程中较早期的骨单位和环骨板的残留部分。

（4）黏合线：在 3 种骨板之间及每个骨单位表面都有一层黏合质，是骨盐较多而纤维很少的骨质，在长骨横断面上呈折光较强的轮廓线。

（5）长骨骨干内有横向穿行的管道，称穿通管，也称福尔克曼管。

2. 松质骨

（1）分布：骨干的内侧面和骨骺中部。

（2）组成：由大量针状或小片状的骨小梁构成，形成肉眼可见的多孔隙网架结构，网眼中充填骨髓。

（3）结构特点：骨小梁也属于板层骨，但仅有数层，排列不甚规则，厚薄也有差异，故骨小梁的大小形状也不完全相同。

3. 关节软骨　详见本章"关节"部分。

4. 骨膜　除关节面以外，长骨的内、外表面均覆有由纤维性结缔组织构成的骨膜，分别为骨内膜和骨外膜。

（1）骨外膜

1）为致密结缔组织，胶原纤维束粗大，交织成网。

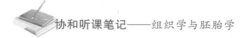

2）其中有些纤维束穿入骨质，称穿通纤维，起固定骨膜和韧带的作用。

3）骨膜内有血管、神经，深面有骨祖细胞。

（2）骨内膜：很薄，衬于骨髓腔面、骨小梁表面、穿通管和中央管内表面，在疏松结缔组织中穿行小血管、神经纤维，还含有骨祖细胞等。

（3）功能：骨膜的主要作用是营养骨组织，并为骨的生长和修复提供干细胞，故临床上可利用骨膜移植治疗骨折和骨缺损。

主治语录：通常所说的骨膜指骨外膜。

5. 骨髓（详见第5章）。

三、骨的发生和改建

（一）骨的发生方式

1. 膜内成骨　指在间充质分化形成的胚性结缔组织膜内直接成骨。

（1）在将要成骨的部位，间充质分化为胚性结缔组织，其中部分间充质细胞分化为骨祖细胞，后者进一步分化为成骨细胞。成骨细胞在此生成骨组织。

（2）最先形成骨组织的部位称为骨化中心，随着骨化中心的逐渐扩大和改造，骨小梁形成并不断增长加粗，数量增多，逐步构建成多孔隙网格状的松质骨。以后松质骨的表面部分逐步改建为密质骨，周围的结缔组织则分化为骨膜。

（3）额骨、顶骨、枕骨、颞骨、颌骨、锁骨等以此种方式发生。

2. 软骨内成骨　指在首先形成一块透明软骨的基础上，将此软骨逐步替换为骨的成骨方式。

✎ **主治语录**：人体的大多数骨都以软骨内成骨的方式发生。

（1）软骨雏形形成：间充质细胞→骨祖细胞→成软骨细胞→软骨细胞→软骨。软骨周围的间充质则分化为软骨膜。

（2）骨领形成：于软骨雏形中段表面形成的薄层骨组织（骨祖细胞→骨细胞）。

（3）初级骨化中心与骨髓腔形成

1）软骨雏形中央的软骨细胞停止分裂，体积增大，软骨细胞逐渐凋亡，周围的软骨基质钙化。骨膜中的血管穿越骨领，进入钙化的软骨区，破骨细胞、成骨细胞和间充质细胞也一并进入。

2）破骨细胞以打隧道的方式溶解吸收退化的软骨组织，形成许多与软骨雏形长轴方向较为一致的隧道，成骨细胞则贴附于残存的软骨基质表面成骨，形成以钙化的软骨基质为中轴、表面包绕新生骨组织的条索状结构，称过渡型骨小梁。

3）出现过渡型骨小梁的部位称初级骨化中心，过渡型骨小梁之间的腔隙称初级骨髓腔，间充质细胞在此分化为网状细胞，形成网状组织。造血干细胞进入并增殖分化，形成骨髓。

4）初级骨化中心形成过程中，软骨雏形两端的软骨不断增生，同时不断被破坏并骨化，过渡型骨小梁也陆续被破骨细胞吸收，使许多初级骨髓腔融合成一个不断增大并加长的骨髓腔。

（4）次级骨化中心与骨骺形成

1）次级骨化中心出现在骨干两端的软骨组织中央，此处将形成骨骺。

2）骨骺与骨干之间也保留一定厚度的软骨层，称骺板或生长板，是长骨继续延长的结构基础。

（二）长骨的生长和改建

1. 骨加长　通过骺板的不断生长并换成骨组织而实现。

（1）软骨储备区：软骨细胞小，分散存在，软骨基质呈弱嗜碱性。

（2）软骨增生区：软骨细胞明显生长，变成椭圆形和圆形，随之分裂增生形成同源细胞群，细胞排列大体上呈纵向分布。

（3）软骨成熟区：软骨细胞明显增大成熟，同源细胞群之间的软骨基质的宽度变窄，嗜碱性增强。

（4）软骨钙化区：软骨细胞开始退化、凋亡、胞质空化，出现核固缩与核溶解。软骨基质钙化明显，呈强嗜碱性。

（5）成骨区：成骨细胞附着于软骨基质表面分泌类骨质，形成不断向骨髓腔延伸的过渡型骨小梁。在骨髓腔侧，过渡型骨小梁又不断被破骨细胞破坏吸收，使骨髓腔向长骨骨端方面不断拓展，长骨得以不断加长。

（6）17~20岁的青少年，形成骺线。

主治语录：骺线形成意味着骨不能继续纵向生长。

2. 骨增粗

（1）骨外膜深部的骨祖细胞分化为成骨细胞，在骨干表面添加骨组织，使骨干变粗。

（2）骨干的内表面，破骨细胞吸收骨小梁，使骨髓腔横向扩大。

（3）约30岁前后，长骨将不再增粗。

3. 骨改建

（1）长骨外形的改建：由于在骨细胞形成过程中逐渐丧失了分泌类骨质的能力，也不能进行细胞分裂，故骨组织不能从内部生长，骨干的加长只能从干骺端的生长与改建中实现。

（2）长骨内部的改建：密质骨和松质骨都会随着骨的生长发育而不断改建。

四、影响骨生长发育的因素

影响骨生长发育的因素很多，除遗传因素外，营养与维生素、激素、细胞因子、应力作用等皆有各自的影响。

五、关节

1. 关节软骨　为被覆于骨端关节面的薄层透明软骨，具有一定的弹性，表面光滑，有利于关节运动。

2. 关节囊　是封闭关节腔的纤维性结缔组织构成的囊状结构。分内、外两层，外层为致密结缔组织，与骨外膜连续，可维持关节的稳定；内层较疏松，内表面光滑，称为滑膜。滑膜内层常被覆1~4层扁平或立方形的上皮样结缔组织细胞，称滑膜细胞。

3. 关节腔　为关节囊所封闭的腔，关节腔内含少量透明的黏性液体，称滑液，有润滑关节面和营养关节软骨等作用。

精选习题

1. 软骨陷窝是指
 A. 软骨细胞所在腔隙
 B. 软骨细胞周围的基质
 C. 软骨周围的致密结缔组织
 D. 软骨周围的疏松结缔组织
 E. 软骨周围的血管
2. 组成骨组织的细胞不包括

 A. 成骨细胞
 B. 破骨细胞
 C. 骨祖细胞
 D. 骨细胞
 E. 成纤维细胞

参考答案：1. A　2. E

第5章 血 液

核心问题

1. 血液有形成分的正常值，了解各种白细胞及血小板的超微结构特征。

2. 造血干细胞的起源、分布和基本特征。

3. 红细胞和粒细胞发生过程中形态变化的基本规律。

内容精要

血液和淋巴分别是流动于心血管和淋巴管内的液态组织。血液又称外周血，由红细胞、白细胞、血小板和血浆组成。

一、概述

1. 从血管抽取少量血液，加入适量抗凝剂（肝素或枸橼酸钠），静置或离心沉淀后，血液可分出 3 层。

（1）上层为淡黄色的血浆。

（2）中间的薄层为白细胞和血小板。

（3）下层为红细胞。

2. 血液由红细胞、白细胞、血小板和血浆组成。血细胞约占血液容积的 45%，血浆占 55%。血浆相当于细胞外基质，pH

7.3~7.4，其主要成分是水，占90%，其余为血浆蛋白（清蛋白、球蛋白、纤维蛋白原等）、脂蛋白、酶、激素、无机盐和多种营养代谢物质。

3. 血细胞的形态、数量、百分比和血红蛋白含量的测定结果称血象。见表5-1。

表5-1 血细胞分类和计数的正常值

血细胞	正常值
红细胞	男：$(4.0~5.5) \times 10^{12}/L$
	女：$(3.5~5.0) \times 10^{12}/L$
白细胞	$(4.0~10) \times 10^{9}/L$
白细胞分类	
中性粒细胞	50%~70%
嗜酸性粒细胞	0.5%~3%
嗜碱性粒细胞	0~1%
单核细胞	3%~8%
淋巴细胞	25%~30%
血小板	$(100~300) \times 10^{9}/L$

主治语录：用 Wright 或 Giemsa 染色法染血涂片，是最常用的观察血细胞形态的方法。

二、红细胞

1. 形态结构

（1）呈双凹圆盘状，直径约 7.5μm，中央较薄，周缘较厚。

（2）成熟红细胞无细胞核和细胞器，胞质内充满血红蛋白。

2. 正常成人血液中血红蛋白的含量

（1）男性：120~150g/L。

（2）女性：110~140g/L。

3．功能　血红蛋白具有结合与运输 O_2 和 CO_2 的功能。

4．生理特性

（1）红细胞具有形态的可变性，通过小于自身直径的毛细血管时，可改变形状。

主治语录：红细胞膜固定在一个能变形的圆盘状的网架结构上，称红细胞膜骨架，主要成分为血影蛋白和肌动蛋白。

（2）红细胞的细胞膜中有一类镶嵌蛋白质，即血型抗原 A 和/或血型抗原 B，构成人类的 ABO 血型抗原系统，在临床输血中具有重要意义。

（3）若错配血型，首次输血即可导致抗原抗体结合，引起红细胞膜破裂，血红蛋白逸出，称溶血。溶血后残留的红细胞膜囊称血影。

（4）红细胞的平均寿命约 120 天，衰老红细胞在经过肝、脾时被巨噬细胞吞噬清除。

5．网织红细胞

（1）未完全成熟的红细胞从骨髓进入血液。这些细胞内尚残留部分核糖体，用煌焦油蓝染色呈细网状，故称网织红细胞。

（2）成人网织红细胞数为红细胞总数的 0.5%~1.5%。

（3）骨髓造血功能发生障碍的患者，网织红细胞计数减少；而如果贫血患者的网织红细胞计数增多，说明治疗有效。

三、白细胞

白细胞是有核的球形细胞，它们从骨髓入血后一般于 24 小时内，以变形运动方式穿过微血管壁或毛细血管壁，进入结缔组织或淋巴组织，发挥防御和免疫功能。白细胞分类见图 5-1。

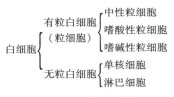

图 5-1　白细胞分类

1. 中性粒细胞

（1）是数量最多的白细胞。细胞直径 $10\sim12\mu m$。核呈深染的弯曲杆状或分叶状，分叶核一般为 $2\sim5$ 叶。

（2）当机体受严重的细菌感染时，大量新生细胞从骨髓进入血液，杆状核与 2 叶核的细胞增多，称核左移；若 $4\sim5$ 叶核的细胞增多，称核右移，表明骨髓造血功能发生障碍。

（3）中性粒细胞的胞质呈极浅的粉红色，含有许多细小颗粒，其中浅紫色的为嗜天青颗粒，浅红色的为特殊颗粒。

（4）嗜天青颗粒：电镜下颗粒较大，直径 $0.6\sim0.7\mu m$，呈圆形或椭圆形，电子密度较高。它是一种溶酶体，含有酸性磷酸酶、髓过氧化物酶和多种酸性水解酶类等，能消化吞噬细菌和异物。

（5）特殊颗粒：电镜下颗粒较小，直径 $0.3\sim0.4\mu m$，呈哑铃形或椭圆形。特殊颗粒是一种分泌颗粒，内含溶菌酶、吞噬素等，吞噬素也称防御素，具有杀菌作用。

（6）功能：中性粒细胞和巨噬细胞一样具有很强的趋化作用和吞噬功能，其吞噬对象以细菌为主，也吞噬异物。

2. 嗜碱性粒细胞

（1）数量最少。细胞直径 $10\sim12\mu m$，核分叶，或呈 S 形或不规则形，着色较浅。胞质内含有嗜碱性颗粒，大小不等，分布不均，染成蓝紫色，可将核掩盖。

（2）嗜碱性颗粒属于分泌颗粒，内含有肝素、组胺、中性粒细胞趋化因子、嗜酸性粒细胞趋化因子等；细胞也可合成并分泌白三烯。嗜碱性粒细胞与肥大细胞的分泌物质基本相同，作用也基本相同，即启动针对病原体的炎症反应，也参与过敏反应。

3. 嗜酸性粒细胞

（1）直径为 $10\sim15\mu m$，核多为 2 叶，胞质内充满粗大的鲜红色嗜酸性颗粒，直径 $0.5\sim1.0\mu m$。电镜下，可见颗粒内基质中有长方形结晶体。

（2）嗜酸性颗粒是一种特殊的溶酶体，除含一般溶酶体酶外，还含有阳离子蛋白、组胺酶、芳基硫酸酯酶。

（3）嗜酸性粒细胞有抗过敏和杀灭寄生虫的作用。

✎ 主治语录：嗜酸性粒细胞也能做变形运动，并具有趋化性，可受肥大细胞等释放的嗜酸性粒细胞趋化因子的作用，移行至有病原体或发生过敏反应的部位。

4. 单核细胞

（1）是体积最大的白细胞，直径为 $14\sim20\mu m$。核呈肾形、马蹄铁形或扭曲折叠的不规则形，染色质颗粒细而松散，故着色较浅。胞质丰富，因弱嗜碱性而呈灰蓝色，内含许多细小的淡紫色嗜天青颗粒，即溶酶体。

（2）单核细胞在血流中停留 $12\sim48$ 小时，然后进入结缔组织或其他组织，分化为巨噬细胞等具有吞噬功能的细胞。

5. 淋巴细胞

（1）结构：大小不等，直径 $6\sim8\mu m$ 为小淋巴细胞，$9\sim12\mu m$ 为中淋巴细胞，$13\sim20\mu m$ 为大淋巴细胞。血液中的淋巴细胞，大部分为小淋巴细胞。

1）小淋巴细胞：核为圆形，一侧常有浅凹，染色质致密呈块状，着色深。

2）中淋巴细胞：核染色质略稀疏，着色略浅，有的可见核仁。

3）淋巴细胞的胞质为嗜碱性，呈蔚蓝色。小淋巴细胞的胞质很少，在核周形成很薄的一圈，中淋巴细胞胞质较多；胞质中可含嗜天青颗粒。电镜下，淋巴细胞胞质含大量游离核糖体，以及溶酶体、粗面内质网、高尔基复合体和线粒体等。

（2）分类：见表5-2。

表5-2　淋巴细胞的分类

分　类	胸腺依赖淋巴细胞	骨髓依赖淋巴细胞	自然杀伤细胞
简称	T细胞	B细胞	NK细胞
产生部位	胸腺	骨髓	骨髓
所占比例（%）	75	10~15	10
特点	体积小，胞质内含少量溶酶体	体积略大，一般不含溶酶体，有少量粗面内质网；产生抗体	为中淋巴细胞，溶酶体较多

✐主治语录：淋巴细胞是主要的免疫细胞，在机体防御疾病过程中发挥关键作用。

四、血小板

血小板是从骨髓巨核细胞脱落下来的胞质小块。

1. 结构

（1）呈双凸圆盘状，直径2~4μm，当受到机械或化学刺激时，则伸出突起，呈不规则形。

（2）在血涂片上血小板常聚集成群。

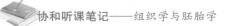

1）颗粒区：血小板中央部有蓝紫色的血小板颗粒。①特殊颗粒：体积较大，呈圆形，电子密度中等，内含血小板因子Ⅳ、血小板源性生长因子、凝血酶敏感蛋白等。②致密颗粒：较小，电子密度大，含 5-羟色胺、ADP、ATP、钙离子、肾上腺素等。

2）透明区：周边部呈均质浅蓝色。透明区有微管和微丝，参与血小板形状的维持和变形。

3）电镜下，血小板表面吸附有血浆蛋白，其中有多种凝血因子。

2. 功能　血小板参与凝血和止血。当血管内皮破裂，血小板迅速黏附、聚集于破损处，凝固形成血栓，堵塞裂口甚至小血管管腔。

五、淋巴

淋巴是在淋巴管系统内流动的液体，单向性地从毛细淋巴管流向淋巴导管，然后汇入大静脉。淋巴由淋巴液与淋巴细胞构成。

六、骨髓和血细胞发生

各种血细胞由造血器官生成，胚胎时期的卵黄囊、肝、脾、胸腺和骨髓均能造血；出生后红骨髓成为终身造血的主要器官。

（一）造血器官的演变

1. 卵黄囊造血期

（1）最早的造血发生在胚胎时期的血岛。

（2）血岛是胚胎发育第 3 周时由卵黄囊、体蒂和绒毛膜等处的胚外中胚层细胞密集形成的细胞团，其周边细胞分化为成血管细胞，并在其周围中胚层分泌的血管内皮生长因子的诱导下增殖并分化成内皮细胞。

（3）中间的细胞与周边细胞脱离，分化为原始成血细胞，即最早的造血干细胞，从而进入原始造血或胚胎造血。

（4）原始造血主要是向红细胞系方向分化。

2. 肝、脾、胸腺和淋巴造血期

（1）胚胎发育的第 6 周：卵黄囊内的造血干细胞随血液循环迁入肝并开始造血。

（2）胚胎发育的第 12 周：脾内造血干细胞增殖分化产生各种血细胞。

主治语录：肝脾造血的特点是造血干细胞呈现多向分化，称为定型性造血或成人造血。胚胎肝和脾内造血干细胞集落由红系细胞、粒单系细胞和巨核细胞组成。

（3）胚胎发育至第 3 个月：淋巴干细胞经血液循环进入胸腺并增殖分化为胸腺细胞，最终分化成为 T 细胞。

（4）胚胎发育的第 4 个月：在胸腺发育成熟的 T 细胞和在骨髓发育成熟的 B 细胞进入淋巴结进一步发育成更多的 T 细胞和 B 细胞。胸腺和淋巴结可终身产生淋巴细胞。

3. 骨髓造血期　胚胎后期骨髓开始造血并维持终身。骨髓造血为定型性造血，主要产生红细胞、粒细胞、单核细胞与巨核细胞-血小板等髓系细胞。

（二）骨髓的结构

位置：骨髓腔中。

分类：红骨髓和黄骨髓，通常所说的骨髓指红骨髓。

红骨髓：分布在扁骨、不规则骨和长骨骺端的松质骨中，主要由造血组织和血窦构成。

黄骨髓：主要为脂肪组织，保留少量幼稚血细胞，有造血潜能，当机体需要时可转变为红骨髓。

1. 造血组织

（1）组成：由网状组织、造血细胞和基质细胞组成。

（2）造血细胞赖以生长发育的环境称造血诱导微环境。造血微环境中的核心成分是基质细胞，包括巨噬细胞、成纤维细胞、网状细胞、骨髓基质干细胞、血窦内皮细胞等。

2. 血窦　为管腔大、形状不规则的毛细血管，内皮细胞间隙较大，内皮基膜不完整，呈断续状，有利于成熟血细胞进入血液。

（三）造血干细胞和造血祖细胞

1. 造血干细胞

（1）是生成各种血细胞的原始细胞，又称多能干细胞。起源于卵黄囊等处的血岛，出生后，主要存在于红骨髓。

（2）造血干细胞的形态类似小淋巴细胞，即细胞体积小，核相对大，胞质富含核糖体。

（3）特性

1）有很强的增殖潜能，在一定条件下能反复分裂，大量增殖；但在一般生理状态下，多数细胞处于 G_0 期静止状态。

2）有多向分化能力，在一些因素的作用下能分化形成不同的祖细胞。

3）有自我复制能力，即细胞分裂后的部分子代细胞仍具原有特性，造血干细胞可终身保持恒定的数量。

2. 造血祖细胞　是由造血干细胞分化而来的分化方向确定的干细胞，故也称定向干细胞。它们在不同的集落刺激因子作用下，分别分化为形态可辨认的各种血细胞（图 5-2）。

（1）红细胞系造血祖细胞，分化为红细胞。

（2）粒细胞单核细胞系造血祖细胞，分化为中性粒细胞和单核细胞。

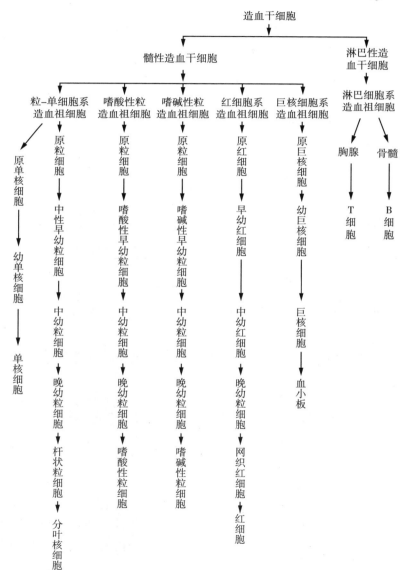

图 5-2 血细胞发生模式图

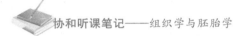

（3）巨核细胞系造血祖细胞，分化为血小板。

（四）血细胞发生过程的形态演变

1. 血细胞发生过程需要 3 个阶段

（1）原始阶段。

（2）幼稚阶段（又分早、中、晚期）。

（3）成熟阶段。

2. 演变规律

（1）胞体由大变小，巨核细胞则由小变大。

（2）胞核由大变小，细胞核最后消失，粒细胞核由圆形逐渐变成杆状乃至分叶；但巨核细胞核由小变大，呈分叶状。核染色质由细疏变粗密（即常染色质由多变少），核的着色由浅变深，核仁由明显渐至消失。

（3）胞质由少变多，嗜碱性逐渐变弱，单核细胞和淋巴细胞仍保持嗜碱性；胞质内的特殊结构或蛋白成分从无到有，逐渐增多。

（4）细胞分裂能力从有到无，淋巴细胞仍有潜在的分裂能力。

3. 红细胞系的发生　原红细胞→早幼红细胞→中幼红细胞→晚幼红细胞→脱去胞核成为网织红细胞→成熟红细胞。

4. 粒细胞系的发生　原粒细胞→早幼粒细胞→中幼粒细胞→晚幼粒细胞→成熟的杆状核和分叶核粒细胞。

5. 单核细胞系的发生　单核细胞和中性粒细胞具有共同的造血祖细胞，原单核细胞→幼单核细胞→单核细胞。

6. 淋巴细胞系的发生　一部分淋巴性造血干细胞经血流进入胸腺皮质，分化为 T 细胞，一部分在骨髓内发育为 B 细胞和 NK 细胞。

7. 巨核细胞-血小板系的发生　幼巨核细胞→巨核细胞→

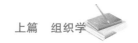

巨核细胞的胞质块脱落成为血小板。

 精选习题

1. 中性粒细胞颗粒中不含有
   A. 吞噬素
   B. 髓过氧化物酶
   C. 溶菌酶
   D. 组胺酶
   E. 酸性磷酸酶
2. 关于红细胞的描述，下列哪项正确
   A. 呈边缘薄、中央厚的双凸圆盘状
   B. 易变形
   C. 有细胞核、细胞膜和细胞器
   D. 不断更新，寿命平均约 3 个月
   E. 胞质中充满血红蛋白，有凝血功能

参考答案：1. D　2. B

第6章 肌 组 织

核心问题

1. 3 种肌组织的光镜结构。
2. 骨骼肌纤维和心肌纤维超微结构的异同点。
3. 平滑肌的超微结构特点。

内容精要

一、概述

1. **组成** 肌组织主要由具有收缩功能的肌细胞构成。

2. **特点** 肌细胞间有少量结缔组织、血管、淋巴管及神经。肌细胞因呈细长纤维形,故又称肌纤维,其细胞膜称肌膜,细胞质称肌质。

3. **分类** 根据结构和功能特点,肌组织分为骨骼肌、心肌和平滑肌 3 种,前两种因有横纹,属横纹肌。

二、骨骼肌

骨骼肌一般借肌腱附于骨骼。致密结缔组织包裹在整块肌外面形成肌外膜。肌外膜的结缔组织伸入肌内,将其分隔形成肌束,包裹肌束的结缔组织称肌束膜。分布在每条肌纤维外面的结缔组织称肌内膜。结缔组织对骨骼肌具有支持、连接、营养和功能调整作用。

除骨骼肌纤维外，骨骼肌中还有一种扁平、有突起的肌卫星细胞，附着在肌纤维表面；当肌纤维受损伤后，肌卫星细胞可增殖分化，参与肌纤维的修复，因此具有干细胞性质。

（一）骨骼肌纤维的光镜结构

1. 骨骼肌纤维呈长圆柱状，直径 10~100μm，长度不等，一般为 1~40nm。

2. 骨骼肌纤维是多核细胞，核呈扁椭圆形，位于肌膜下方。

3. 肌质中有沿肌纤维长轴平行排列的肌原纤维，呈细丝样，直径 1~2μm。每条肌原纤维上都有明暗相间的带，各条肌原纤维的明带和暗带都准确地排列在同一平面上，因而构成了骨骼肌纤维明暗相间的周期性横纹。

4. 明带（I 带）　呈单折光，为各向同性。用油镜观察，可见中央有一条深色的 Z 线。

5. 暗带（A 带）　呈双折光，各向异性，用油镜观察，可见中央有一条浅色的窄带，称 H 带，H 带中央有一条深色的 M 线。

6. 肌节　相邻两条 Z 线之间的一段肌原纤维称为肌节。每个肌节由 1/2 I 带+A 带+1/2 I 带组成。暗带的长度恒定，为 1.5μm，明带的长度依骨骼肌纤维的收缩或舒张状态而异，最长可达 2μm，而肌节的长度介于 1.5~3.5μm 之间，在一般安静状态下约为 2μm。肌节递次排列构成肌原纤维，是骨骼肌纤维结构和功能的基本单位。

（二）骨骼肌纤维的超微结构

1. 肌原纤维　由粗、细两种肌丝构成，两种肌丝沿肌原纤维的长轴排列。

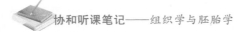

（1）粗肌丝

1）分布：位于肌节中部，两端游离，中央借 M 线固定。

2）结构特点：①长约 1.5μm，直径 15nm，由肌球蛋白分子组成。②肌球蛋白的头部具有 ATP 酶活性，当与细肌丝的肌动蛋白接触时被激活，分解 ATP 并释放能量，使横桥屈动。

（2）细肌丝

1）分布：位于肌节两侧，一端附着于 Z 线，另一端伸至粗肌丝之间，与之平行走行，其末端游离，止于 H 带的外侧。

2）形状：长约 1μm，直径 5nm。

3）组成：由肌动蛋白、原肌球蛋白和肌钙蛋白组成。

主治语录：明带仅由细肌丝构成，H 带仅有粗肌丝，H 带两侧的暗带部分两种肌丝皆有。

2. 横小管　是肌膜向肌质内凹陷形成的管状结构，其走向与肌纤维长轴垂直，位于暗带与明带交界处。同一平面上的横小管分支吻合，环绕每条肌原纤维，可将肌膜的兴奋迅速传导至肌纤维内部。

3. 肌质网

1）分布：是肌纤维中特化的滑面内质网，位于横小管之间。

2）结构：中部纵行包绕一段肌原纤维，称纵小管；两端扩大呈扁囊状，称终池。每条横小管与两侧的终池组成三联体。

3）功能：当肌质网膜接受兴奋后，钙通道开放，大量 Ca^{2+} 涌入肌质。

（三）骨骼肌纤维的收缩机制（图 6-1）

目前认为，骨骼肌纤维的收缩机制为肌丝滑动原理，过程如下。

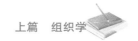

1. 运动神经末梢将神经冲动传递给肌膜。

2. 肌膜的兴奋经横小管传递给肌质网，大量 Ca^{2+} 涌入肌质。

3. Ca^{2+} 与肌钙蛋白结合，肌钙蛋白、原肌球蛋白发生构型或位置变化，暴露出肌动蛋白上与肌球蛋白头部的结合位点，二者迅速结合。

4. ATP 被分解并释放能量，肌球蛋白的头及杆发生屈动，将细肌丝向 M 线方向牵引。

5. 细肌丝在粗肌丝之间向 M 线滑动，明带缩短，肌节缩短，肌纤维收缩，此时，H 带也变窄，但暗带长度不变。

6. 收缩结束后，肌质内的 Ca^{2+} 被泵回肌质网，肌钙蛋白等恢复原状，肌纤维松弛。

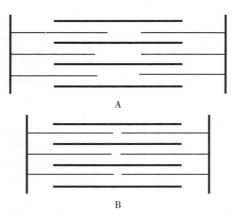

图 6-1　骨骼肌收缩时肌节变化示意图

A. 肌纤维舒张；B. 肌纤维收缩

三、心肌

心肌分布于心壁和邻近心脏的大血管壁上，其收缩有自动

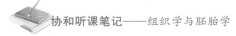

节律性。

（一）心肌纤维的光镜结构

1. 心肌纤维呈不规则的短圆柱状，有分支，互连成网。
2. 闰盘　连接处染色较深。
3. 多数心肌纤维有一个核，少数有双核，核呈卵圆形，位于细胞中央。心肌纤维也呈明暗相间的周期性横纹，核周围的胞质内可见脂褐素，随年龄增长而增多。

主治语录：心肌纤维无再生能力，损伤的心肌纤维由瘢痕组织代替。

（二）心肌肌纤维的超微结构

心肌纤维的超微结构与骨骼肌纤维相似，也含有粗、细两种肌丝及其组成的肌节。心肌纤维的特点包含以下几点。

1. 肌原纤维的粗细不等、界限不很分明，肌原纤维间有极为丰富的线粒体。
2. 横小管较粗，位于 Z 线水平。
3. 肌质网的纵小管稀疏，终池少而小，多见横小管与一侧的终池紧贴形成二联体。因此，心肌纤维的贮钙能力低，收缩前尚需从细胞外摄取 Ca^{2+}。
4. 闰盘的横向部分位于 Z 线水平，有黏着小带与桥粒，使心肌纤维间的连接牢固；在闰盘的纵向部分存在缝隙连接，便于细胞间化学信息的交流和电冲动的传导，分别使心房肌和心室肌整体的收缩和舒张同步化。

四、平滑肌

平滑肌广泛分布于消化管、呼吸道、血管等中空性器官的管壁内。

1. 平滑肌纤维的光镜结构　平滑肌纤维呈长梭形，细胞中央有一个杆状或椭圆形的核，常呈扭曲状，胞质嗜酸性，无横纹。平滑肌纤维一般长 200μm，直径 8μm；大小不均。

2. 平滑肌纤维的超微结构

（1）平滑肌细胞内无肌原纤维，可见大量密斑、密体、中间丝、细肌丝和粗肌丝。

1）密斑：电子密度较高，位于肌膜下。

2）密体：电子密度较高，位于肌质中，为梭形小体。

3）中间丝：由结蛋白构成，直径 10nm，连接于密斑、密体之间，形成梭形的细胞骨架。

（2）粗、细肌丝

1）数量比约为 1∶12。

2）细肌丝：主要由肌动蛋白组成，一端附着于密斑或密体；另一端游离，环绕在粗肌丝周围。

3）粗肌丝：由肌球蛋白组成，呈圆柱状，表面有成行排列的横桥，相邻的两行横桥屈动方向相反。

4）肌丝单位（收缩单位）：若干条粗肌丝和细肌丝聚集形成肌丝单位。

5）细胞内只有少量肌质网，细胞收缩时也需从细胞外摄取 Ca^{2+}。

（3）平滑肌纤维的收缩也是以粗、细肌丝间的滑动为基础。由于细肌丝及细胞骨架的附着点密斑呈螺旋状分布，当肌丝滑动时，肌纤维呈螺旋状扭曲，长轴缩短。

（4）平滑肌纤维之间有较发达的缝隙连接，可传递信息分子和电冲动，引起相邻肌纤维的同步功能活动。

主治语录：3 种肌组织的比较见表 6-1。

表 6-1 3 种肌组织的比较

比较项目		骨骼肌纤维	心肌纤维	平滑肌纤维
细胞形态		长圆柱状	短圆柱状，有分支	长梭形
细胞核	形态	扁椭圆形	卵圆形	杆状或椭圆形
	数目	较多	1~2 个	1 个
	位置	肌膜下	细胞中央	细胞中央
肌质网		发达	较多，不如骨骼肌纤维发达	少量
横纹		明显	有，不如骨骼肌纤维明显	无
闰盘		无	有	无
分布		躯干、四肢、食管上段	心壁和邻近心脏的大血管壁上	消化管、呼吸道、血管等中空性器官的管壁内
神经支配		躯体神经	自主神经	自主神经
收缩特点		快、有力、不持久、随意	有力、自律性、不随意	缓慢、持久、不随意

精选习题

1. 骨骼肌纤维的光镜结构特点是
   A. 纤维呈细长圆柱形，多核，居肌膜中央
   B. 纤维呈细长圆柱形，多核，居肌膜下方
   C. 纤维呈细长圆柱形，单核，居肌膜中央
   D. 纤维呈圆形或卵圆形，单核，居肌膜中央
   E. 纤维呈圆形或卵圆形，多核，

居肌膜下方

2. 组成骨骼肌三联体的是

    A. 三条横小管

    B. 三条纵小管

    C. 两条平行横小管及之间的纵
       小管

    D. 横小管及两侧终池

    E. 横小管及一侧终池

3. 肌节包括

    A. A 带+I 带

    B. 1/2 A 带+I 带+1/2 A 带

    C. 1/2 I 带+A 带+1/2 I 带

    D. I 带+H 带

    E. 1/2 A 带+1/2 I 带

参考答案：1. B   2. D   3. C

第7章 神经组织

核心问题

1. 神经组织的基本组成，神经元的光镜结构与超微结构及神经元的分类。
2. 突触的含义、功能、分类及结构特点。
3. 神经胶质细胞的分类、光镜结构、分布及功能。
4. 神经纤维的分类、光镜结构和超微结构。
5. 神经末梢的分类、结构及功能。

内容精要

一、概述

1. 神经组织的组成　由神经细胞和神经胶质细胞组成，是神经系统中最主要的组织成分。

2. 功能

（1）神经细胞：也称神经元，具有接受刺激、整合信息和传导冲动的能力。

（2）神经胶质细胞：对神经元不仅起支持、保护、营养和绝缘等作用，也参与神经递质和活性物质的代谢，对神经组织的生理和病理等方面都有重要的影响。

二、神经元

神经元的形态不一，但都可分为胞体、树突和轴突三部分。

（一）神经元的结构

1. 胞体

（1）是神经元的营养和代谢中心。

（2）主要位于大脑和小脑的皮质、脑干和脊髓的灰质及神经节内。

（3）构成

1）细胞核：位于胞体中央，大而圆，核被膜明显，常染色质多，故着色浅，核仁也大而圆。

2）细胞质：在光镜下，其特征性结构为尼氏体和神经原纤维。

尼氏体：强嗜碱性颗粒或块状，均匀分布。电镜下，尼氏体由发达的粗面内质网和游离核糖体构成，表明神经元具有活跃的蛋白质合成功能。

🖊 **主治语录：** 神经递质是神经元向其他神经元或效应细胞传递信息的化学载体，一般为小分子物质，主要在胞体合成后以小泡的形式贮存于神经元的轴突终末。神经调质一般为肽类，能增强或减弱神经元对神经递质的反应，起调节作用。

神经原纤维：镀银染色切片中，呈棕黑色细丝，交错排列成网，并伸入树突和轴突。电镜下由神经丝和微管构成。神经丝是由神经丝蛋白构成的一种中间丝。微管由微管相关蛋白2构成。它们除了构成神经元的细胞骨架外，微管还参与物质运输。

胞质中还含有线粒体、高尔基复合体、溶酶体等细胞器，此外，也含有随年龄增长而增多的脂褐素，其为一种溶酶体的残余体。

3）细胞膜：是可兴奋膜，具有接受刺激、处理信息、产生和传导神经冲动的功能。神经元细胞膜的性质取决于膜蛋白。

2. 树突

（1）形状：每个神经元有一个至多个树突，形如树枝状。

（2）树突棘：从树突干发出许多分支，在分支上常可见大量短小突起。

（3）功能：主要是接受刺激。

（4）树突和树突棘极大地扩展了神经元接受刺激的表面积。

3. 轴突

（1）特点：每个神经元只有一个轴突，一般由胞体发出。光镜下胞体发出的轴突部位常呈圆锥形，称轴丘。轴突一般比树突细，直径较均一，有侧支呈直角分出。

（2）轴突表面的胞膜称轴膜，内含的胞质称轴质。

（3）功能：主要功能是传导神经冲动。

（4）轴突运输：轴突内的物质运输称轴突运输。由细胞体向轴突终末运输的过程称为顺向轴突运输。反之，轴突终末的代谢产物或由轴突终末摄取的物质，如蛋白质、小分子物质、外源性物质等，可逆向转运到细胞体，称为逆向轴突运输。

（5）轴质内有大量神经丝和微管，还有滑面内质网、微丝、线粒体和小泡。神经丝、微管和微丝之间均有横桥连接，构成轴质中的网架。轴突不能合成蛋白质。

（二）神经元的分类　见表7-1。

表 7-1　神经元的分类

①按神经元突起的数量进行分类		
多极神经元	一个轴突，多个树突	
双极神经元	一个轴突，一个树突	
假单极神经元	从胞体发出一个突起，但在不远处呈 T 形分为两支：中枢突和周围突	
②按神经元轴突的长短进行分类		
高尔基 I 型神经元	长轴突的大神经元	
高尔基 II 型神经元	短轴突的小神经元	
③按神经元的功能进行分类		
感觉神经元（传入神经元）	多为假单极神经元	可接受体内、外的化学或物理性刺激，并将信息传向中枢
运动神经元（传出神经元）	一般为多极神经元	负责把神经冲动传递给肌细胞或腺细胞
中间神经元	主要为多极神经元	位于前两种神经元之间，起信息加工和传递作用
④按神经元释放的神经递质和神经调质的化学性质进行分类		
胆碱能神经元	释放乙酰胆碱	
去甲肾上腺素能神经元	释放去甲肾上腺素	
胺能神经元	释放多巴胺、5-羟色胺等	
氨基酸能神经元	释放 γ-氨基丁酸、甘氨酸和谷氨酸等	
肽能神经元	释放脑啡肽、P 物质和神经降压素等，统称神经肽	

🖊️ 主治语录：中枢突传出神经冲动，是轴突；周围突接受刺激，具有树突的功能。一般一个神经元只释放一种神经递质，同时还可释放一种神经调质。

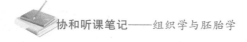

三、突触

1. 定义　神经元与神经元之间，或神经元与效应细胞之间传递信息的结构称突触。

2. 连接方式

（1）轴-体突触。

（2）轴-树突触。

（3）轴-棘突触。

3. 分类

（1）化学突触：以神经递质作为传递信息的媒介，是一般所说的突触。

（2）电突触：实际是缝隙连接，以电流作为信息载体，存在于中枢神经系统和视网膜内的同类神经元之间，促进神经元的同步活动。

4. 突触的结构　由突触前成分、突触间隙和突触后成分构成。

（1）突触前成分

1）一般是神经元的轴突终末，呈球状膨大，在镀银染色的切片中呈棕黑色的圆形颗粒，称突触小体。

2）突触前成分（突触小体）内含许多突触小泡，还有线粒体、微丝和微管等。突触小泡内含神经递质或神经调质。

3）突触小泡表面附有一种蛋白质，称突触素，将突触小泡连接于细胞骨架上。

（2）突触间隙：突触前膜和突触后膜之间的间隙。

（3）突触后成分：有特异性的神经递质和调质的受体及离子通道。

5. 信息传递机制　当神经冲动沿轴膜传导到轴突终末时→引起突触前膜内的 Ca^{2+} 通道开放→Ca^{2+} 由细胞外进入突触小体→

在 ATP 的参与下使突触素发生磷酸化→通过出胞作用释放小泡内容物到突触间隙→突触后膜中的受体与特异性神经递质结合→膜内离子通道开放→改变突触后膜两侧的离子分布→使突触后神经元（或效应细胞）出现兴奋性或抑制性突触后电位→影响所支配的效应细胞的活动。

主治语录： 突触的兴奋或抑制取决于神经递质及其受体的种类。

四、神经胶质细胞

在神经元与神经元之间，神经元与非神经细胞之间，除了突触部位以外，一般都被神经胶质细胞分隔、绝缘，以保证信息传递的专一性和不受干扰。

（一）中枢神经系统的胶质细胞

1. 星形胶质细胞　是最大的一种神经胶质细胞。

（1）胞体呈星形，核圆或卵圆形，较大，染色较浅。

（2）胞质内含有胶质丝，是由胶质原纤维酸性蛋白构成的一种中间丝，参与细胞骨架的组成。从胞体发出的突起伸展充填在神经元胞体及其突起之间，起支持和绝缘作用。有些突起末端扩展形成脚板，在脑和脊髓表面形成胶质界膜，或贴附在毛细血管壁上，构成血-脑屏障的神经胶质膜。

（3）功能：星形胶质细胞能分泌神经营养因子和多种生长因子，对神经元的分化、功能的维持，以及创伤后神经元的可塑性变化，有重要影响。在脑和脊髓损伤时，星形胶质细胞可增生，形成胶质瘢痕修补缺损。

（4）分类：见表 7-2。

表 7-2　星形胶质细胞的分类

对比项目	纤维性星形胶质细胞	原浆性星形胶质细胞
分布	脑和脊髓的白质	脑和脊髓的灰质
突起	长而直	较短粗
分支	较少	多
胶质丝	丰富	较少

2. 少突胶质细胞

（1）分布：神经元胞体附近及轴突周围。

（2）结构特点：胞体小，核呈卵圆形、染色致密。电镜下，可见多数少突胶质细胞突起末端扩展成扁平薄膜，包卷神经元的轴突形成髓鞘。

3. 小胶质细胞　是最小的神经胶质细胞。其胞体细长或椭圆，核小、呈扁平或三角形、染色深。通常从胞体发出细长有分支的突起，突起表面有许多棘突。

4. 室管膜细胞　呈立方形或柱形，游离面有许多微绒毛，少数细胞有纤毛，其摆动有助脑脊液流动；部分细胞的基底面有细长的突起伸向深部。在脉络丛的室管膜细胞可产生脑脊液。

（二）周围神经系统的胶质细胞

1. 施万细胞　参与周围神经系统中神经纤维的构成。施万细胞的外表面有基膜，也能分泌神经营养因子，促进受损伤的神经元存活及其轴突再生。

2. 卫星细胞　是神经节内包裹神经元胞体的一层扁平或立方形细胞，其核圆或卵圆形，染色质较浓密。

五、神经干细胞

1. 成体神经组织也和机体其他出生后组织一样，存在一类具有自我更新和多向分化潜能特性的细胞，称神经干细胞。

2. 神经上皮干细胞蛋白又称巢蛋白，已成为检测神经干细胞的常用标志物之一。

六、神经纤维和神经

（一）神经纤维

组成：由神经元的长轴突及包绕它的神经胶质细胞构成。

分类：根据神经胶质细胞是否形成髓鞘，可将其分为有髓神经纤维和无髓神经纤维两类。

1. 有髓神经纤维

（1）周围神经系统的有髓神经纤维

1）相邻的施万细胞不连接，于神经纤维上这一无髓鞘缩窄部位，称郎飞结，在这一部位的轴膜部分裸露。相邻两个郎飞结之间的一段神经纤维称结间体，因此，一个结间体的外围部分即为一个施万细胞。

2）电镜下见髓鞘呈明暗相间的板层状。髓鞘的化学成分主要是脂蛋白，称髓磷脂。髓鞘蛋白 0 和髓鞘碱性蛋白对髓鞘的形成和稳定具有重要作用。

3）用锇酸固定和染色，能保存髓磷脂，使髓鞘呈黑色，并在其纵切面上见到一些不着色的漏斗形斜裂，称髓鞘切迹或施-兰切迹，它们是施万细胞内、外侧胞质间穿越髓鞘的狭窄通道。

（2）中枢神经系统的有髓神经纤维：外表面无基膜，髓鞘内无切迹。

🖋 主治语录：周围神经系统的有髓神经纤维髓鞘由施万细胞的胞膜构成，而中枢神经系统的有髓神经纤维髓鞘由少突胶质细胞构成。

2. 无髓神经纤维

（1）周围神经系统的无髓神经纤维

1）施万细胞为不规则的长柱状，表面有数量不等、深浅不同的纵行凹沟，纵沟内有较细的轴突，施万细胞的膜不形成髓鞘包裹它们。

2）由于相邻的施万细胞衔接紧密，故无郎飞结。

（2）中枢神经系统的无髓神经纤维

1）轴突外面没有特异性的神经胶质细胞包裹，轴突裸露地走行于有髓神经纤维或神经胶质细胞之间。

2）有髓神经纤维传导速度快，无髓神经纤维因无髓鞘和郎飞结，神经冲动只能沿轴膜连续传导，故传导速度慢。

✎ 主治语录：神经纤维的功能是传导神经冲动。

（二）神经

1. 神经　周围神经系统的神经纤维集合形成神经纤维束，若干条神经纤维束又聚集构成神经。

2. 神经外膜　包裹在神经表面的致密结缔组织。

3. 神经束膜　神经纤维束表面有几层扁平的上皮样细胞，形成神经束膜。

4. 神经内膜　在神经纤维束内，每条神经纤维表面的薄层结缔组织。

5. 上皮样细胞间紧密连接，对进入神经纤维束的大分子物质起屏障作用。

七、神经末梢

（一）感觉神经末梢

1. 游离神经末梢

（1）组成：由较细的有髓或无髓神经纤维的终末反复分支而成。

（2）分布：其细支裸露，广泛分布在表皮、角膜和毛囊的上皮细胞之间，或分布在各型结缔组织内，如真皮、骨膜、脑膜、血管外膜、关节囊、肌腱、韧带、筋膜和牙髓等处。

（3）功能：感受温度、应力和某些化学物质的刺激，参与产生冷、热、轻触和痛的感觉。

2. 触觉小体

（1）分布：皮肤真皮乳头层，以手指掌侧皮肤内最多。

（2）结构特点：呈卵圆形，长轴与皮肤表皮垂直，小体内有许多扁平横列的细胞，外包结缔组织被囊。有髓神经纤维进入小体前失去髓鞘，然后盘绕在扁平细胞之间。

（3）功能：触觉小体感受应力刺激，参与产生痛觉。

3. 环层小体

（1）分布：皮下组织、腹膜、肠系膜、韧带和关节囊等处。

（2）结构特点：环层小体较大，呈球形或卵圆形，中央有一条均质状的圆柱体，周围有许多层同心圆排列的扁平细胞。有髓神经纤维进入小体时失去髓鞘，裸露的轴突进入圆柱体内。

（3）功能：环层小体感受较强的应力，参与产生压觉和振动觉。

4. 肌梭

（1）分布：骨骼肌内的梭形结构。

（2）结构特点：表面有结缔组织被囊，内含若干条较细的骨骼肌纤维，称梭内肌纤维。感觉神经纤维进入肌梭前失去髓鞘，其轴突分成多支，分别呈环状包绕梭内肌纤维中段的含核部分，或呈花枝样附着在接近中段处。

（3）功能：肌梭属于本体感受器，在调控骨骼肌的活动中起重要作用。

（二）运动神经末梢

运动神经末梢是运动神经元的轴突在肌组织和腺体的终末结构，支配肌细胞的收缩，调节腺细胞的分泌。

1. 躯体运动神经末梢

（1）分布：骨骼肌内。

（2）特点：位于脊髓前角或脑干的运动神经元胞体发出的长轴突，抵达骨骼肌细胞时失去髓鞘，其轴突反复分支；每一分支形成葡萄状终末，并与骨骼肌细胞建立突触连接，此连接区域呈椭圆形板状隆起，称运动终板或神经肌连接。

（3）电镜下，运动终板处的骨骼肌细胞表面凹陷成浅槽，槽底肌膜即突触后膜，形成许多皱褶，使突触后膜面积增大。

（4）轴突终末嵌入浅槽，内有许多含乙酰胆碱的圆形突触小泡。当神经冲动到达运动终板时乙酰胆碱释放，与突触后膜中的相应受体结合后，改变肌膜两侧的离子分布而产生兴奋，引发肌细胞收缩。

（5）一个运动神经元及其支配的全部骨骼肌细胞合称一个运动单位。

主治语录：运动单位越小，如在手指和面部，产生的运动越精细。

2. 内脏运动神经末梢

（1）分布：心肌、各种内脏及血管的平滑肌和腺体等处。

（2）特点：神经纤维较细，无髓鞘，分支末段呈串珠样膨体，贴附于肌细胞表面或穿行于腺细胞之间，与效应细胞建立突触。

八、神经纤维的溃变和再生

1. 溃变

（1）当神经纤维受损伤，如神经被切断后，切断处远侧段的神经纤维全长发生溃变，轴突和髓鞘碎裂和溶解；而与胞体相连的近侧段神经纤维则发生逆行性溃变。

（2）自损伤处向神经纤维末端方向发生的溃变，称为顺行性溃变。此时神经元胞体肿胀，胞核移到胞体边缘，胞质内尼氏体溶解，故胞质着色浅淡。

2. 再生

（1）周围神经纤维的再生

1）切断神经纤维 3 周后，其神经元胞体内的尼氏体重新出现，胞体肿胀消失，胞核重新移位到胞体中央位置。

2）恢复中的胞体不断合成新的蛋白质及其他产物并向轴突输送，促使残留的近侧段轴突末端生长出许多新生的轴突支芽。

3）当再生轴突沿着施万细胞索生长并到达原来支配的靶时，则再生成功。因此，在周围神经受到损伤时，施万细胞和基膜对受损伤轴突的再生起重要的诱导作用。

（2）中枢神经纤维的再生

1）中枢神经纤维没有施万细胞，也无基膜包裹，且受损伤的中枢神经微环境中存在较多的抑制神经再生化学因子。中枢神经纤维的再生比周围神经困难。

2）损伤处星形胶质细胞增殖，形成致密的胶质瘢痕，阻碍再生的轴突支芽穿越损伤区。

 精选习题

1. 形成周围神经系统有髓神经纤维髓鞘的细胞是
　　A. 星形胶质细胞
　　B. 小胶质细胞
　　C. 少突胶质细胞
　　D. 施万细胞
　　E. 卫星细胞

2. 关于突触哪项是错误的
　　A. 是神经元与神经元之间或神经元与非神经细胞之间的一

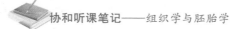

种特化的细胞连接

B. 是神经元传递神经冲动的结构

C. 由突触前成分、突触间隙和突触后成分组成

D. 突触前成分内有许多突触小泡，小泡内含有营养物质

E. 突触后膜有神经递质的受体

参考答案：1. D　2. D

第8章 神经系统

核心问题

1. 神经节的分类和结构。
2. 血-脑屏障的结构和功能。

内容精要

一、概述

1. 组成 神经系统主要由神经组织构成，分为中枢神经系统和周围神经系统两部分。

（1）中枢神经系统：脑和脊髓。

（2）周围神经系统：脑神经节和脑神经、脊神经节和脊神经、自主神经节和自主神经。

2. 功能 神经系统的功能活动是通过无数神经元及其突起建立的神经网络实现的。神经系统直接或间接调控机体各系统、器官的活动，对体内、外各种刺激迅速作出适应性反应。

3. 定义

（1）灰质：在中枢神经系统，神经元胞体集中的结构。

（2）白质：不含神经元胞体，含大量神经纤维的结构。

（3）皮质：由于大脑和小脑的灰质在表层，故又称皮层。

（4）神经核：在大脑、小脑的白质内有灰质的团块。

主治语录：脊髓的灰质位于中央，被白质包围。在周围神经系统，神经元胞体主要集中在神经节。

二、大脑皮质

（一）大脑皮质神经元类型

1. 大脑皮质中的神经元数量庞大，种类丰富，均为多极神经元。

2. 高尔基 I 型神经元

（1）大、中型锥体细胞，梭形细胞。

（2）轴突组成投射纤维，发向脑干或脊髓，或组成联合传出纤维发向同侧大脑皮质的其他部位和对侧大脑皮质，把该皮质区域形成的信息传递出去。

3. 高尔基 II 型神经元

（1）主要包括大量颗粒细胞及水平细胞、星形细胞、篮状细胞、上行轴突细胞等。

（2）属于中间神经元，有些是兴奋性的，有些是抑制性的。

（3）接受来自神经系统其他部位传入的信息，并加以综合、贮存或传递给高尔基 I 型神经元。

（二）大脑皮质的分层

1. 大脑皮质的神经元分层排列，除个别区域外，一般可分为 6 层（表 8-1）。

表 8-1 大脑皮质的神经元分层

分　层	构　　成	特　　点
分子层	水平细胞和星形细胞	神经元较少。水平细胞的树突和轴突与皮质表面平行分布；还有许多与皮质表面平行的神经纤维
外颗粒层	许多颗粒细胞和少量小型锥体细胞	锥体细胞的顶树突伸向皮质表面；胞体还向周围发出一些平行走向的基树突。颗粒细胞的轴突一般很短，与邻近的锥体细胞形成突触联系
外锥体细胞层	中、小型锥体细胞，以中型占多数	较厚，顶树突伸至分子层，轴突组成联合传出纤维
内颗粒层	多数是颗粒细胞	细胞密集
内锥体细胞层	大、中型锥体细胞	锥体细胞的顶树突伸至分子层，轴突主要组成投射纤维
多形细胞层	以梭形细胞为主，还有锥体细胞和上行轴突细胞	梭形树突自胞体上下两端发出，分别上行到皮质表层和下行至皮质深层，轴突起自下端树突主干根部，进入白质组成投射纤维和联合传出纤维

2. 大脑皮质的 1~4 层主要接受传入的信息。

3. 起自同侧或对侧大脑半球的联合传出纤维，在进入皮质后即改称联合传入纤维，它们与第 2、3 层的锥体细胞形成突触。

4. 大脑皮质的投射纤维主要起自第 5 层的锥体细胞和第 6 层的大梭形细胞。

5. 联合传出纤维则起自第 3、5、6 层的锥体细胞和梭形细胞。

6. 皮质的第 2、3、4 层的颗粒细胞等高尔基 Ⅱ 型神经元主要与各层细胞相互联系，构成局部神经环路，对各种信息进行

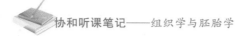

分析、整合和贮存。

三、小脑皮质

（一）小脑皮质结构

1. 小脑皮质的神经元有浦肯野细胞、颗粒细胞、星形细胞、篮状细胞和高尔基细胞 5 种，其中浦肯野细胞是唯一的传出神经元。

2. 分层

（1）分子层

1）较厚，含大量神经纤维。

2）神经元少而分散，包括星形细胞和篮状细胞。

3）星形细胞：胞体分布于浅层，轴突较短，与浦肯野细胞的树突形成突触。

4）篮状细胞：胞体较大，分布于深层，轴突较长，向下层延伸，末端呈网状包裹浦肯野细胞胞体，与之形成突触。

（2）浦肯野细胞层

1）由一层排列规则的浦肯野细胞胞体构成，是小脑皮质中最大的神经元。

2）胞体呈梨形。

3）树突：顶端发出 2~3 条粗的主树突伸向分子层，主树突的分支繁密，如扁薄的扇形展开。树突上有许多树突棘。

4）轴突：细长的轴突自胞体底部发出，离开皮质进入小脑白质，终止于其中的神经核。

（3）颗粒层

1）含有密集的颗粒细胞和一些高尔基细胞。

2）颗粒细胞：胞体很小，呈圆形，有 4~5 个短树突，末端分支如爪状。轴突上行进入分子层后呈 T 形分支，与小脑叶片长轴平行，故称平行纤维。大量平行纤维垂直穿过一排排浦肯野细胞的扇形树突，与其树突棘形成突触。

3）高尔基细胞：胞体较大，树突分支较多，大部分伸入分子层与平行纤维接触，轴突在颗粒层内分支茂密，与颗粒细胞的树突形成突触。

（二）小脑皮质纤维（传入纤维）

1. 攀缘纤维　起源于延髓的下橄榄核，纤维较细，进入皮质后攀附在浦肯野细胞的树突上形成突触，能直接引起浦肯野细胞兴奋，为兴奋性纤维。

2. 苔藓纤维　兴奋性纤维。起源于脊髓和脑干的神经核，纤维较粗，进入皮质后纤维末端呈苔藓状分支，分支终末膨大，与许多颗粒细胞的树突、高尔基细胞的轴突或近端树突形成复杂的突触群，形似小球，故称小脑小球。

主治语录：苔藓纤维对小脑精确调节不同部位肌肉的肌紧张或协调随意运动都具有重要的意义。

3. 去甲肾上腺素能纤维　来自脑干的蓝斑核，对浦肯野细胞有抑制作用。

四、脊髓灰质

1. 脊髓的结构　脊髓横切面中央有蝴蝶形的灰质，周围是白质。灰质分前角、后角和侧角，其主要成分是多极神经元的胞体、树突、无髓神经纤维和神经胶质细胞。

（1）前角：多数是躯体运动神经元，大小不一。

1）α运动神经元：胞体大，轴突粗，分布于骨骼肌。

2）γ运动神经元：胞体小，轴突细，支配梭内肌纤维。

主治语录：α运动神经元与γ运动神经元释放的神经递质为乙酰胆碱。

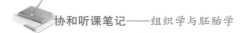

3）闰绍细胞：短轴突与 α 运动神经元的胞体形成突触，通过释放甘氨酸抑制 α 运动神经元的活动。

（2）侧角：内含内脏运动神经元，也属胆碱能神经元，其轴突组成交感神经系统的节前纤维，终止于交感神经节，与节内神经元建立突触。

（3）后角：神经元类型复杂，主要接受感觉神经元轴突传入的神经冲动。

2. 脊髓的功能　传导上、下行神经冲动和进行反射活动。

五、神经节

神经节可分为脊神经节、脑神经节和自主神经节 3 种。神经节中的神经元常称节细胞。

1. 脊神经节

（1）是脊髓两侧的脊神经背根上的膨大结构，属感觉神经节，内含许多假单极神经元胞体群和平行排列的神经纤维束。

（2）神经元胞体多呈圆形，大小不等。核圆形，位于胞体中央，核仁明显。胞质内的尼氏体细小而分散。

（3）神经元胞体及其附近盘曲的胞突外面有一层卫星细胞包裹，在 T 形分支处改由施万细胞包裹。

（4）脊神经节内的神经纤维大部分是有髓神经纤维。

2. 脑神经节　位于某些脑神经干上，其结构与脊神经节相似。

3. 自主神经节

（1）组成：交感和副交感神经节。

1）交感神经节：位于脊柱两旁及前方，大部分为去甲肾上腺素能神经元，少数为胆碱能神经元。

2）副交感神经节：位于器官附近或器官内，一般属胆碱能神经元。

（2）节细胞主要是自主神经系统的节后神经元，属多极运动神经元。

（3）胞核常偏位于细胞的一侧，部分细胞有双核，胞质内尼氏体呈细颗粒状，均匀分布。卫星细胞数量较少，包绕节细胞胞体及其突起。

（4）神经纤维：有节前纤维和节后纤维，节细胞的轴突是无髓神经纤维。

1）节前纤维：与节细胞的树突和胞体建立突触。

2）节后纤维：离开神经节，其末梢即内脏运动神经末梢，支配平滑肌、心肌和腺的活动。

六、脑脊膜和血-脑屏障

1. 脑脊膜

（1）脑脊膜的结构

1）硬膜：致密结缔组织；硬膜下隙含少量液体。

2）蛛网膜：薄层纤细的结缔组织，蛛网膜下隙含脑脊液。蛛网膜的结缔组织纤维形成许多小梁与软膜相连，小梁在蛛网膜下隙内分支形成蛛网状结构。

3）软膜：薄层的结缔组织。富含血管，供应脑和脊髓。

（2）作用：保护和支持脑和脊髓。

2. 血-脑屏障

（1）组成：血-脑屏障由毛细血管内皮细胞（主要结构）、基膜和神经胶质膜构成。

（2）功能：阻止血液中某些物质进入神经组织，选择性让营养物质和代谢产物顺利通过，以维持组织内环境的相对稳定。

七、脉络丛和脑脊液

1. 脉络丛是由第三、四脑室顶和部分侧脑室壁的软膜与室

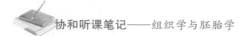

管膜直接相贴，突入脑室而形成的皱襞状结构，室管膜则成为有分泌功能的脉络丛上皮。

2. 脉络丛上皮细胞不断分泌无色透明的脑脊液，充满脑室、脊髓中央管、蛛网膜下隙和血管周隙，脑脊液有营养和保护脑与脊髓的作用。

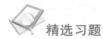 精选习题

1. 小脑皮质的传出神经元是
   A. 浦肯野细胞
   B. 高尔基细胞
   C. 篮状细胞
   D. 颗粒细胞
   E. 星形细胞
2. 颗粒细胞是大脑皮质的

   A. 传入神经元
   B. 传出神经元
   C. 神经胶质细胞
   D. 结缔组织细胞
   E. 中间神经元

参考答案：1. A 2. E

第9章　循环系统

核心问题

1. 毛细血管的光镜结构及各型毛细血管的超微结构与功能。

2. 大动脉（弹性动脉）、中动脉（肌性动脉）和小动脉的结构特点和功能。

3. 中静脉和小静脉的结构特点。

4. 心脏壁各层及瓣膜的结构。

内容精要

一、概述

1. 循环系统　连续而封闭的管道系统，包括心血管系统和淋巴系统。

2. 心血管系统　由动脉、毛细血管、静脉和心脏组成。

3. 淋巴系统　由毛细淋巴管、淋巴管和淋巴导管组成。

二、动脉和静脉管壁的一般结构

动脉和静脉管壁从内向外依次分为内膜、中膜和外膜3层

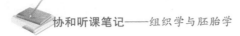

结构。

（一） 内膜

1. 内皮

（1） 光镜下：内皮细胞很薄，胞质很少。

（2） 扫描电镜下：内皮细胞大多呈梭形，细胞核位于细胞中部致其所在部位隆起，细胞呈"鹅卵石"样镶嵌排列，其纵轴与血流方向一致。

（3） 透射电镜：在内皮细胞的游离面即腔面可见稀疏而大小不等的胞质突起，细胞膜的腔面还覆盖 30~60nm 厚的细胞衣；在内皮细胞的基底面有基膜。

主治语录：相邻内皮细胞之间有紧密连接和缝隙连接。

（4） 超微结构特征

1） 质膜小泡：小泡可相互通连，与小凹一起形成穿过内皮细胞的暂时性孔道，称穿内皮通道。其功能是向血管内、外输送物质，还能作为膜储备用于细胞的扩张或延伸。

2） W-P 小体：W-P 小体是内皮细胞特有的细胞器，功能可能是合成和贮存与凝血相关的第Ⅷ因子相关抗原。

（5） 功能

1） 维持血管壁的完整性而便于血液流动。

2） 构成屏障而选择性地透过物质。

3） 内皮细胞的微丝收缩可改变细胞间隙宽度和细胞连接的紧密程度，影响和调节血管通透性。

4） 合成和分泌多种生物活性物质。

5） 合成组织纤维酶原活性物和前列环素，降解 5-羟色胺、组胺和去甲肾上腺素。

6） 代谢功能。

2. 内皮下层 位于内皮与内弹性膜之间的薄层结缔组织，含少量胶原纤维、弹性纤维等。

3. 内弹性膜 由弹性蛋白组成，是内膜与中膜分界的膜状结构。HE 染色时呈亮粉红色，因血管壁收缩而常呈波浪状。

主治语录：内膜一般无血管分布，其营养由血液渗透供给。

（二）中膜

中膜由弹性膜、平滑肌纤维和结缔组织构成，其厚度及组成成分在不同血管之间的差异较大。中膜的弹性膜和弹性纤维具有使扩张血管回缩的作用，胶原纤维具有维持张力的作用。

主治语录：较大的动脉在中膜与外膜交界处有外弹性膜。外弹性膜可作为与中膜分界的标志。

（三）外膜

外膜由疏松结缔组织构成，其成纤维细胞具有修复外膜的能力，弹性纤维和胶原纤维沿血管纵轴呈螺旋状或纵向分布。

三、动脉

（一）大动脉、中动脉、小动脉、微动脉（表9-1）

表9-1　动脉系统结构特点

内、中、外膜	大动脉	中动脉	小动脉	微动脉
内膜	①由内皮和内皮下层构成，内膜与中膜无明显界限，邻近内皮下层的第一层弹性膜即为内弹性膜 ②内皮细胞的 W-P 小体尤为丰富 ③内皮下层较厚，为疏松结缔组织，含纵行胶原纤维和少量平滑肌纤维	内皮下层较薄，在与中膜交界处有1~2层明显的内弹性膜	一般内弹性膜明显	无内弹性膜
中膜	最厚，含 40~70 层呈同心圆排列的弹性膜	较厚，由 10~40 层环行平滑肌纤维构成	含 3~9 层环行平滑肌纤维	含1~2层平滑肌纤维
外膜	较薄，由疏松结缔组织构成；外弹性膜不明显	厚度与中膜相近，疏松结缔组织，含营养血管、较多神经纤维；中膜与外膜交界处有断续的外弹性膜	厚度与中膜相近，一般没有外弹性膜	无外弹性膜

　　大动脉为靠近心脏的动脉，包括主动脉、肺动脉、无名动脉、颈总动脉、锁骨下动脉、髂总动脉等。大动脉管壁的中膜

含多层弹性膜和大量弹性纤维，而平滑肌纤维较少，故又称弹性动脉。

主治语录：在病理状况下，中膜平滑肌纤维可迁入内膜增生，并产生结缔组织成分，使内膜增厚，是动脉粥样硬化发生过程的重要环节。

（二）动脉管壁结构与功能的关系

1. 大动脉　将心脏间断的射血转变为血管中持续的血流，大动脉发挥了辅助泵的作用。

2. 中动脉　在神经支配下舒缩，可调节分配到身体各部的血流量，又称分配动脉。

3. 小动脉和微动脉　受神经和多种体液因子的调节而舒缩，显著调节局部组织的血流量，维持正常血压，因此又称外周阻力血管。

（三）血管壁的特殊感受器

动脉管壁内有一些特殊感受器，如颈动脉体、主动脉体和颈动脉窦等。

1. 颈动脉体　位于颈总动脉分支处管壁的外侧部分，主要由上皮细胞团、索构成。

（1）电镜下，上皮细胞分为两型，即Ⅰ型细胞（也称主细胞）和Ⅱ型细胞（也称支持细胞）。

（2）颈动脉体是感受动脉血氧、二氧化碳分压和血液 pH 的化学感受器，参与调节心血管系统和呼吸系统的功能。

2. 主动脉体　右侧位于颈总动脉和锁骨下动脉之间的夹角处，左侧位于锁骨下动脉起点内侧的主动脉壁上。

3. 颈动脉窦　为颈总动脉分支和颈内动脉起始处的膨大部

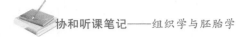

分，也称压力感受器。若突然持续压迫颈动脉窦，可使心率持续减慢和血压持续降低而致猝死。

四、毛细血管

毛细血管的特点：管径最细、分布最广，分支并互相吻合成网。毛细血管网在各器官内的疏密程度不同，代谢旺盛的器官很密，代谢较低的器官稀疏。

（一）毛细血管的基本结构

1. 毛细血管的管径一般为 $6 \sim 8 \mu m$。
2. 毛细血管壁由内皮细胞及其基膜和周细胞构成。
3. 周细胞具有收缩功能，可调节毛细血管血流。

主治语录：毛细血管受损时，周细胞可增殖分化为内皮细胞、平滑肌纤维和成纤维细胞。

（二）毛细血管的基本功能与分类

1. 功能　作为血液与组织细胞间进行物质交换的通透性屏障。

2. 分类　根据电镜下内皮细胞的结构特征，可分为 3 类。

（1）连续毛细血管

1）内皮细胞间有紧密连接封闭了细胞间隙，基膜完整。

2）胞质内含大量质膜小泡，质膜小泡是血液和组织进行物质交换的主要方式。

3）主要分布于结缔组织、肌组织、外分泌腺、神经系统、胸腺和肺等，参与了屏障性结构的形成。

（2）有孔毛细血管

1）内皮细胞间也有紧密连接，基膜也完整，但在内皮细不含核的部分极薄，有许多贯穿胞质的内皮窗孔。

2）内皮窗孔有利于血管内外的中、小分子物质交换。

3）主要分布于胃肠黏膜、某些内分泌腺和肾血管球等。

（3）血窦

1）管腔较大，形状不规则。

2）内皮细胞间的间隙较大，有利于大分子物质甚至血细胞出入血管。

3）主要分布于肝、脾、骨髓和某些内分泌腺，不同器官内的血窦差别较大。

五、静脉

静脉的功能是将身体各处的血液导流回心脏。

1．微静脉

（1）管径一般为 50~200μm，其内皮细胞间的间隙较大，通透性也较大。

（2）随着其管径逐渐增大，中膜出现散在的平滑肌纤维并逐渐增多，外膜薄。

（3）毛细血管后微静脉紧接毛细血管的微静脉，其管径一般小于50μm，管壁结构与毛细血管相似，但内皮细胞呈立方形或柱状，管径略粗。

2．小静脉 管径一般为 200μm 至 1mm，其中膜的平滑肌纤维逐渐增多，较大的小静脉有一层至数层较完整的平滑肌纤维，外膜逐渐变厚。

3．中静脉

（1）管径一般为 1~9mm，内膜薄，内皮下层含少量平滑肌纤维。

（2）内弹性膜不如中动脉明显。中膜比中动脉薄很多，环行平滑肌纤维分布稀疏。外膜一般比中膜厚，无明显的外弹性膜，结缔组织中可含纵行平滑肌纤维束。

（3）除大静脉外，凡有解剖学名称的静脉大都属于中静脉。

4. 大静脉

（1）为靠近心脏的静脉，包括颈外静脉、无名静脉、奇静脉、肺静脉、髂外静脉、门静脉和腔静脉等。

（2）内膜较薄，内皮下层含少量平滑肌纤维，内膜与中膜分界不清；中膜很不发达，为几层排列疏松的环行平滑肌纤维；外膜则很厚，结缔组织内含有大量纵行的平滑肌纤维束。

5. 静脉瓣

（1）结构：常见于管径 2mm 以上的静脉，为两个彼此相对的半月形薄片，由内膜凸入管腔折叠而成，表面覆以内皮，内部为含弹性纤维的结缔组织。

（2）功能：静脉瓣的游离缘与血流方向一致，可防止血液逆流。

六、微循环

微循环指从微动脉到微静脉之间的血液循环，是血液循环和物质交换的基本结构和功能单位，是心血管系统在组织内真正实施功能的部位。

1. 微动脉　微动脉平滑肌纤维的舒缩是控制微循环血流量的总闸门。

2. 中间微动脉（后微动脉）　是微动脉的分支，由内皮和一层不连续的平滑肌纤维构成，其平滑肌纤维舒缩可调节进入毛细血管的血流量。

3. 真毛细血管　指中间微动脉分支形成的相互吻合成网的毛细血管，即通称的毛细血管。真毛细血管网的行程迂回曲折，构成迂回通路，是进行物质交换的主要部位。

4. 通血毛细血管　是中间微动脉直接延伸而与微静脉相通、

距离最短的毛细血管，构成直捷通路，其管径比真毛细血管略粗。生理状态下，大部分血流通过此通路回流入心。

5．动静脉吻合

（1）定义：是微动脉发出的侧支而直接与微静脉相通的血管，构成动-静脉短路。

（2）结构特点：此段血管的管壁较厚，管腔较小，有丰富的纵行平滑肌纤维和血管运动神经末梢。

（3）分布：主要分布于指、趾、耳、唇和鼻等处的皮肤。

（4）功能：调节局部组织血流量。

6．微静脉　收集毛细血管血液，是微循环的后匣门，常与微动脉伴行。

七、淋巴管系统

淋巴管功能主要是将组织液中的水、电解质和大分子物质等输送入血。

1．毛细淋巴管　以盲端起始于组织内，互相吻合成网，汇入淋巴管。

2．淋巴管　包括粗细不等的几级分支，其管壁结构具备3层膜结构。

3．淋巴导管　为靠近心脏的淋巴管道，包括胸导管和右淋巴导管。

八、心脏

心壁很厚，主要由心肌构成。

（一）心壁的结构

由内向外分为心内膜、心肌膜和心外膜3层。

1．心内膜

（1）组成：内皮和内皮下层。

（2）内皮与出入心脏的血管内皮相连续。内皮下层可分内、外两层。

1）内层：薄，为细密结缔组织，含丰富的弹性纤维和少量平滑肌纤维。

2）外层：靠近心肌膜，称心内膜下层，为疏松结缔组织，含小血管和神经。在心室的心内膜下层含心脏传导系统的分支即浦肯野纤维。

2. 心肌膜

（1）主要由心肌纤维构成。

（2）心肌纤维集合成束，呈螺旋状排列，可分为内纵行、中环行和外斜行 3 层。心肌纤维之间、肌束之间有少量结缔组织和丰富的毛细血管；心室肌内有浦肯野纤维。

主治语录：心肌膜在心房较薄，在左心室最厚。

（3）心骨骼：在心房肌和心室肌之间，致密结缔组织构成坚实的支架结构。心房肌和心室肌分别附着于心骨骼，两部分心肌并不连续。

（4）心房肌纤维比心室肌纤维短而细。电镜下，部分心房肌纤维含电子致密的分泌颗粒，称心房特殊颗粒，颗粒内含心房钠尿肽，具有很强的利尿、排钠、扩张血管和降低血压的作用。

（5）心肌还能合成和分泌多种其他生物活性物质，如脑钠素、抗心律失常肽、内源性洋地黄素、肾素-血管紧张素等。

3. 心外膜

（1）心包的脏层，为浆膜。其外表面为间皮，间皮深部为疏松结缔组织，与心肌膜相延续。结缔组织内含血管、神经和神经节，并常有脂肪组织。

（2）心包的脏、壁两层之间为心包腔，内有少量浆液，可减少摩擦，利于心脏搏动。

4. 心瓣膜

（1）位于房室孔和动脉口处，包括二尖瓣、三尖瓣、主动脉瓣和肺动脉瓣，是心内膜向腔内凸起形成的薄片状结构。

（2）表面为内皮，内部为致密结缔组织，基部含平滑肌纤维和弹性纤维。

（3）功能是阻止心房、心室和动脉之间的血液逆流。

主治语录：患风湿性心脏病时，心瓣膜内胶原纤维增生，使瓣膜变硬、变短或变形，瓣膜还可发生粘连，使瓣膜不能正常地关闭和开放。

（二）心脏传导系统

1. 构成　包括窦房结、房室结、房室束及其各级分支。

2. 组成心脏传导系统的细胞有 3 种。

（1）起搏细胞：位于窦房结和房室结中央部位的结缔组织中，是心肌兴奋的起搏点。

（2）移行细胞：主要位于窦房结和房室结周边及房室束，具有传导冲动的作用。

（3）浦肯野纤维：组成房室束及其各级分支，位于心室的心内膜下层和心肌膜。房室束分支末端的浦肯野纤维与普通心室肌纤维相连，通过缝隙连接构成功能合胞体，使所有心室肌纤维同步舒缩。

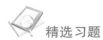

精选习题

1. 有孔毛细血管分布于
　A. 肺

　B. 结缔组织

　C. 肌组织

D. 神经中枢

E. 胰岛

2. 关于大动脉的结构特征错误的是

   A. 外膜厚，外弹性膜明显

   B. 内皮下层含胶原纤维和平滑

肌纤维

C. 中膜有多层弹性膜

D. 内膜与中膜分界不明显

E. 外膜中有小血管

参考答案：1. E　2. A

第 10 章 免 疫 系 统

核心问题

1. 免疫系统的组成及淋巴细胞的分类。
2. 胸腺的组织结构、年龄变化和主要功能。
3. 淋巴结和脾的组织结构与功能。

内容精要

一、概述

1. 免疫系统的构成

（1）淋巴器官：分为中枢淋巴器官和外周淋巴器官。

（2）淋巴组织：为外周淋巴器官的主要成分，亦广泛分布于消化管和呼吸道等处。

（3）免疫细胞：包括淋巴细胞、抗原提呈细胞、粒细胞和肥大细胞等，它们或聚集于淋巴组织中，或散在于血液、淋巴及其他组织内。

（4）免疫活性分子：包括免疫球蛋白、补体、细胞因子等。

2. 免疫系统的功能

（1）免疫防御：识别和清除外源的病原微生物，包括细菌、病毒、真菌和寄生虫等。

（2）免疫监视：识别和清除体内突变的肿瘤细胞和病毒感染细胞。

（3）免疫自稳：识别和清除体内衰老、死亡的细胞和免疫复合物，维持内环境的稳定。

3. 免疫系统的分子基础

（1）机体细胞表面都有主要组织相容性复合分子（MHC 分子），具有种属特异性和个体特异性，为自身细胞的标志。

（2）T 细胞和 B 细胞表面有特异性的抗原受体，其种类可达 $10^7 \sim 10^9$，每个淋巴细胞只参与针对一种抗原的免疫应答；作为个体，淋巴细胞可以针对许多种类的抗原发生免疫应答。

二、主要的免疫细胞

（一）淋巴细胞

1. T 细胞

（1）初始 T 细胞：来源于骨髓，在胸腺发育成熟并转移到外周淋巴器官或淋巴组织。在没有接触特异性抗原分子前，保持相对静息状态。

主治语录：接触抗原提呈细胞提呈的与其抗原受体相匹配的抗原肽，转化为代谢活跃、直径为 $15 \sim 20\mu m$ 的大淋巴细胞，并增殖分化。成熟的 T 细胞体积较小，大部分分化为效应 T 细胞，小部分形成记忆性 T 细胞。

（2）效应 T 细胞：有显著 MHC 限制性，只在近距离起作用，能迅速清除抗原，其寿命仅 1 周左右。

（3）记忆性 T 细胞：寿命可长达数年，甚至终身，当它们再次遇到相同抗原时，能迅速转化增殖，形成大量效应 T 细胞，启动更大强度的免疫应答，并使机体较长期保持对该抗原的免

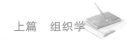

疫力。

初始 T 细胞与效应 T 细胞及记忆性 T 细胞的关系，见图 10-1。

初始 T 细胞（接受抗原提呈，转化、增殖分化）

效应 T 细胞　　　　　记忆性 T 细胞
（大部分）　　　　　（小部分）
行使细胞免疫　　　　处于静息状态，长期保持记忆免疫，
　　　　　　　　　　保持迅速再次反应的能力

图 10-1　初始 T 细胞与效应 T 细胞及记忆性 T 细胞的关系

（4）T 细胞的 3 个亚群：见表 10-1。

表 10-1　T 细胞的亚群

亚　群	简　称	表　达	功　能
辅助性 T 细胞	Th 细胞	表达 CD4 膜分子	分泌多种细胞因子，以辅助其他淋巴细胞发挥免疫活性
细胞毒性 T 细胞	Tc 细胞	表达 CD8 膜分子	直接、连续、特异性免疫杀伤效应
调节性 T 细胞	Tr 细胞	表达 CD4、CD25 膜分子和核转录因子 Foxp3	对机体免疫应答的负调节功能

　　主治语录：由于效应 T 细胞可直接杀灭靶细胞，T 细胞参与的免疫称细胞免疫。

2. B 细胞

（1）浆细胞：在骨髓成熟的初始 B 细胞迁移到外周淋巴器官和淋巴组织的初级淋巴小结，在相应抗原刺激下，提呈转化

为大淋巴细胞并增殖分化，其大部分子细胞成为效应 B 细胞，即浆细胞，分泌抗体。

（2）抗体与相应抗原结合后，发挥中和毒素、中和病毒、阻止病原体黏附细胞的作用，加速了巨噬细胞对抗原的吞噬和清除。

（3）记忆性 B 细胞：小部分子细胞成为记忆性 B 细胞，作用和记忆性 T 细胞相同。

初始 B 细胞与浆细胞及记忆性 B 细胞的关系见图 10-2。

初始 B 细胞（受抗原刺激，转化、增殖分化）

浆细胞（效应 B 细胞）	记忆性 B 细胞
（大部分）	（小部分）
分泌抗体，行使体液免疫	处于静息状态，长期保持记忆免疫，保持迅速再次反应的能力

图 10-2　初始 B 细胞与浆细胞及记忆性 B 细胞的关系

（4）B 细胞的两个亚群

1）B-1 细胞：来源于胚胎肝造血干细胞，高表达 CD5 分子，主要分泌 IgM，其活化不需要 T 细胞参与，主要对最常见微生物的碳水化合物抗原作出反应，在机体抗感染时发挥作用。

2）B-2 细胞：占多数。表达 CD40 分子，主要分泌 IgG，其活化需要 T 细胞参与，主要对蛋白质抗原作出反应，能与 Th2 细胞结合并释放细胞因子，从而抑制 Th1 细胞的细胞周期，促进记忆 B 细胞和浆细胞形成，是体液免疫的主要执行者。

🖋 主治语录：B 细胞以分泌抗体进入体液而执行免疫功能，B 细胞介导的免疫称体液免疫。

3. NK 细胞　来源于骨髓，为大颗粒淋巴细胞，表达

CD16 和 CD56。属于固有免疫细胞，其杀伤靶细胞没有 MHC 限制性，是机体抗肿瘤和抗感染免疫的第一道天然防线。

4. 淋巴细胞再循环 外周淋巴器官和淋巴组织内的淋巴细胞可经淋巴管进入血流，循环于全身，它们又可通过弥散淋巴组织内的高内皮微静脉，再返回淋巴器官或淋巴组织，如此周而复始，使淋巴细胞从一个淋巴器官或一处淋巴组织进入另一个淋巴器官或另一处淋巴组织，这种现象称淋巴细胞再循环。

（二）巨噬细胞及单核吞噬细胞系统

1. 巨噬细胞 由血液单核细胞穿出血管进入结缔组织后分化形成，广泛分布于机体，为终末细胞，一般不再返回血液。

2. 单核吞噬细胞系统 包括单核细胞和由其分化而来的具有吞噬功能的细胞，包括结缔组织和淋巴组织的巨噬细胞、骨组织的破骨细胞、神经组织的小胶质细胞、肝巨噬细胞和肺巨噬细胞等，均具有强大的吞噬能力，也是主要的抗原提呈细胞。

（三）抗原提呈细胞（APC）

1. 抗原提呈细胞 能捕获和处理抗原，形成抗原肽/MHC分子复合物，并将抗原提呈给 T 细胞，激发后者活化、增殖的一类免疫细胞。主要有树突状细胞、单核/吞噬细胞和 B 淋巴细胞。

2. 树突状细胞（DC） 是抗原提呈功能最强的 APC。来源于骨髓造血干细胞，数量很少，但分布很广。包括朗格汉斯细胞（表皮）、间质 DC（心、肝、肺、肾、消化管）、胸腺 DC、面纱细胞（淋巴）、交错突细胞（外周淋巴组织）及血液 DC。

三、淋巴组织

淋巴组织是以网状组织为支架，网孔中充满大量淋巴细胞和其他免疫细胞，是免疫应答的场所。

1. 弥散淋巴组织

（1）无明确的界限，组织中除有一般的毛细血管和毛细淋巴管外，还常见高内皮微静脉（毛细血管后微静脉），是淋巴细胞从血液进入淋巴组织的重要通道。

（2）抗原刺激可使弥散淋巴组织扩大，并出现淋巴小结。

2. 淋巴小结（淋巴滤泡）

（1）淋巴小结受抗原刺激后增大，并产生生发中心。

（2）无生发中心的淋巴小结较小，称初级淋巴小结，有生发中心的称次级淋巴小结。

（3）生发中心的分区

1）深部的暗区：较小，主要由 B 细胞和 Th 细胞组成，由于细胞较大，嗜碱性较强，故暗区着色深。

2）浅部的明区：较大，除 B 细胞和 Th 细胞外，还多见滤泡树突状细胞和巨噬细胞。

3）生发中心的周边有一层密集的小淋巴细胞，着色较深、形似新月，尤以顶部最厚，称小结帽。

主治语录：淋巴小结增大、增多是体液免疫应答的重要标志。

四、淋巴器官

淋巴器官分为中枢淋巴器官和外周淋巴器官，中枢淋巴器官包括胸腺和骨髓，外周淋巴器官包括淋巴结、脾和扁桃体等。

主治语录：外周淋巴器官是机体进行免疫应答的场所。

（一）胸腺

1. 胸腺的结构

（1）胸腺分为左、右两叶，表面有薄层结缔组织被膜。

（2）被膜结缔组织呈片状伸入胸腺内部形成小叶间隔，将实质分隔成许多不完全分离的胸腺小叶。

（3）每个小叶都有皮质和髓质两部分，髓质相互连续。皮质内胸腺细胞密集（着色较深）；髓质含较多上皮细胞（着色较浅）。

（4）胸腺基质细胞：主要包括胸腺上皮细胞、胸腺树突状细胞、巨噬细胞、嗜酸性粒细胞、肥大细胞、成纤维细胞等。

（5）幼儿期较大，进入青春期后退化缩小，老年时期胸腺实质大部分被脂肪组织代替，皮质可完全消失，但髓质则终身存留。

（6）皮质

1）以胸腺上皮细胞为支架，间隙内含有大量胸腺细胞和少量基质细胞。

2）胸腺上皮细胞：表面表达大量的 MHC 分子，能分泌胸腺素、胸腺肽和胸腺生成素，为胸腺细胞发育所必需。

3）胸腺细胞：处于不同分化发育阶段的 T 细胞。

4）由骨髓来的淋巴造血干细胞进入胸腺，经受了阳性选择与阴性选择。①阳性选择发生在皮质外层，赋予 T 细胞具有 MHC 分子限制性识别能力。②阴性选择发生在皮质深层和髓质，淘汰了能与机体自身抗原发生反应的 T 细胞。

（7）髓质

1）较多胸腺上皮细胞、少量初始 T 细胞和巨噬细胞等。

2）胸腺小体：特征性结构，随年龄增长而增加，散在分布，由胸腺上皮细胞呈同心圆状排列而成。

3）小体外周的上皮细胞，其核明显，细胞可分裂；近小体中心的上皮细胞，核渐退化，胞质中含有较多角蛋白；小体中心的上皮细胞则已完全角质化，呈强嗜酸性染色，有的已破碎，呈均质透明状。小体中还常见巨噬细胞、嗜酸性粒细胞和淋巴细胞。

（8）胸腺的血液供应及血-胸腺屏障

1）血液供应：小动脉沿小叶间隔至皮质与髓质交界处形成微动脉，发出分支进入皮质和髓质。皮质毛细血管在皮髓质交界处汇成高内皮微静脉，成熟的初始 T 细胞在此穿过高内皮进入血流。髓质毛细血管汇入微静脉后经小叶间隔及被膜出胸腺。

2）血-胸腺屏障的结构组成：①连续毛细血管，其内皮细胞间有完整的紧密连接。②内皮周围连续的基膜。③血管周隙，内含巨噬细胞。④上皮基膜。⑤一层连续的胸腺上皮细胞。

2. 胸腺的功能　胸腺是形成初始 T 细胞的场所，培育成熟的 T 细胞。

主治语录：人类终生保留产生 T 细胞的能力。

（二）淋巴结

1. 淋巴结的结构

（1）被膜：数条输入淋巴管穿越被膜，与被膜下淋巴窦相通连。

（2）门部：有血管和输出淋巴管。

（3）被膜和门部的结缔组织伸入淋巴结实质，形成相互连接的小梁，构成淋巴结的粗支架，血管走行于其内。

（4）小梁之间：淋巴组织和淋巴窦。

（5）淋巴结实质：分为皮质和髓质。

1）皮质：位于被膜下方，由浅层皮质、副皮质区及皮质淋巴窦构成。①浅层皮质：含淋巴小结及小结之间的弥散淋巴组织，为 B 细胞区。②副皮质区：位于皮质深层，为较大片的弥散淋巴组织，其淋巴细胞主要为 Th 细胞。给新生动物切除胸腺后，此区不发育，又称胸腺依赖区。还具有较多的交错突细胞、巨噬细胞和少量 B 细胞等。③皮质淋巴窦：包括被膜下窦和小梁周窦，二者相互通连。淋巴窦内有呈星状的内皮细胞支撑窦腔，有巨噬细胞附着于内皮细胞。淋巴在窦内缓慢流动，有利于巨噬细胞清除抗原。

✎ **主治语录：** 副皮质区内有许多高内皮微静脉，是淋巴结内淋巴细胞再循环的重要部位。

2）髓质：由髓索和其间的髓窦组成。①髓索：相互连接的索条状淋巴组织，也可见高内皮微静脉。主要含 T 细胞、B 细胞、巨噬细胞和大量浆细胞。②髓窦：较宽大，腔内的巨噬细胞较多，有较强的滤过功能。

2. 淋巴结内的淋巴通路　见图 10-3。

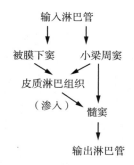

图 10-3　淋巴结内的淋巴通路

（1）淋巴经滤过后，其中的细菌等抗原绝大部分被清除。
（2）输出的淋巴含较多的淋巴细胞和抗体。
3. 淋巴结的功能

（1）滤过淋巴：巨噬细胞清除淋巴中的抗原物质（细菌、病毒、毒素等）。

（2）免疫应答：包括细胞免疫应答（T细胞）及体液免疫应答（B细胞），常同时发生。

（三）脾

1. 脾的结构　脾是人体最大的淋巴器官。

（1）被膜与小梁

1）脾的被膜较厚，由富含弹性纤维、Ⅲ型胶原纤维及平滑肌纤维的不规则致密结缔组织构成。

2）被膜和脾门的结缔组织伸入脾内形成小梁，构成脾的粗支架。

3）结缔组织内的平滑肌纤维收缩可调节脾的含血量。

（2）白髓

1）组成：由动脉周围淋巴鞘、淋巴小结和边缘区构成，相当于淋巴结的皮质。

2）白髓内的主要小动脉称中央动脉。

3）动脉周围淋巴鞘：中央动脉周围有厚层弥散淋巴组织，由大量T细胞、少量巨噬细胞与交错突细胞等构成。当发生细胞免疫应答时，动脉周围淋巴鞘内的T细胞分裂增殖，鞘增厚。

4）边缘区：在白髓与红髓交界的狭窄区域。含有较多巨噬细胞和一些B细胞。

5）边缘窦：中央动脉的侧支末端在边缘区膨大，形成的小血窦。是血液内抗原及淋巴细胞进入白髓的通道。

（3）红髓

1）组成：脾索和脾血窦。

2）脾索：由富含血细胞的淋巴组织构成，呈不规则索条状，互连成网，网孔即为脾血窦。

3）脾血窦：血窦外侧有较多巨噬细胞，其突起可通过内皮间隙伸向窦腔。

2. 脾的血液供应　见图10-4。

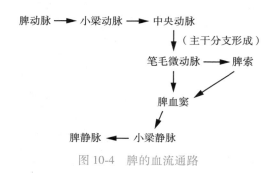

脾动脉 ⟶ 小梁动脉 ⟶ 中央动脉
　　　　　　　　　　　　　↓（主干分支形成）
　　　　　　　　笔毛微动脉 ⟶ 脾索
　　　　　　　　　　　脾血窦
　　脾静脉 ⟵ 小梁静脉

图 10-4　脾的血流通路

3. 脾的功能　滤血、免疫应答和造血。

（四）扁桃体

1. 扁桃体的组成　由腭扁桃体、咽扁桃体和舌扁桃体组成。

2. 腭扁桃体呈扁卵圆形，黏膜表面覆盖复层扁平上皮。上皮向下陷入形成数十个隐窝，隐窝周围的固有层有大量淋巴小结及弥散淋巴组织，隐窝上皮内含有淋巴细胞、浆细胞、巨噬细胞、朗格汉斯细胞等。

3. 咽扁桃体和舌扁桃体较小，结构似腭扁桃体。

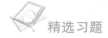

精选习题

1. 血-胸腺屏障的血管周隙中含有
　A. 胸腺细胞

　B. 上皮细胞

　C. 哺育细胞

D. 交错突细胞
E. 巨噬细胞
2. 能产生抗体的细胞是
A. T 淋巴细胞
B. B 淋巴细胞

C. 巨噬细胞
D. 浆细胞
E. 肥大细胞

参考答案：1. E　2. D

第11章 皮 肤

内容精要

一、概述

1. 皮肤组成　皮肤是人体面积最大的器官，由表皮和真皮构成。

2. 皮肤功能

（1）能阻挡异物和病原体侵入，防止体液丢失，具有重要的屏障保护作用。

（2）能感受外界多种刺激。

（3）调节体温、排出代谢物、参与合成维生素 D 等。

二、表皮

表皮为皮肤浅层，由角化的复层扁平上皮构成。

根据表皮的厚度，皮肤可分为厚皮（手掌、足底）和薄皮（其他部位）。

表皮细胞分为两大类，角质形成细胞（90%以上）和非角质形成细胞（散在于角质形成细胞之间）。

（一）表皮的分层和角化

1. 基底层

（1）为一层矮柱状基底细胞。

（2）细胞质内因富含游离核糖体而呈嗜碱性，有散在或成束的角蛋白丝。角蛋白丝直径10nm，属中间丝，因具有很强的张力，又称张力丝。

（3）基底细胞与相邻细胞间以桥粒相连，与半基膜以半桥粒相连。

（4）基底细胞是表皮的干细胞。在皮肤创伤愈合中，具有重要的再生修复作用。

2. 棘层

（1）4~10层多边形、体积较大的棘细胞。有许多短小棘状突起，细胞质呈弱嗜碱性。

（2）电镜下，相邻细胞的棘状突起由桥粒相连。

（3）合成蛋白质功能旺盛。合成的角蛋白丝常成束分布，从核周呈放射状延伸至桥粒内侧，使细胞膜增厚。

（4）板层颗粒：细胞质内还合成一种含糖脂的颗粒，呈明暗相间的板层状。主要分布于细胞周边，并以胞吐方式将糖脂排放到细胞间隙，形成膜状物，可阻止外界物质。

（5）棘层的深层细胞内仍有黑素颗粒，浅层细胞内黑素颗粒大多被降解。

3. 颗粒层

（1）3~5 层梭形细胞。

（2）细胞核与细胞器已退化，细胞质内板层颗粒增多，还出现许多形状不规则、强嗜碱性的透明角质颗粒。

（3）电镜下，透明角质颗粒无膜包裹，呈致密均质状，角蛋白丝常埋入其中。

（4）颗粒内为富有组氨酸的蛋白质。

4. 透明层

（1）2~3 层扁平细胞。

（2）细胞界限不清，细胞核和细胞器均已消失。

（3）HE 染色标本此层呈强嗜酸性，折光度高。

（4）细胞的超微结构与角质层相似。

5. 角质层

（1）多层扁平角质细胞。

（2）细胞已完全角化，变得干硬，光镜下呈嗜酸性均质状。

（3）电镜下，细胞内充满粗大的角蛋白丝束及均质状物质（透明角质颗粒所含的富有组氨酸的蛋白质）。

（4）角质层浅表细胞间的桥粒已消失，细胞连接松散，脱落后成为皮屑。

主治语录：由基底层到角质层的结构变化，反映角质形成细胞增殖、迁移、逐渐分化为角质细胞，然后脱落的过程；与此伴随的是角蛋白及其他成分合成量与质的变化。

（二）非角质形成细胞

1. 黑素细胞

（1）生成黑色素的细胞。细胞体多分散于基底细胞之间，

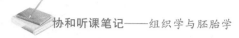

其突起伸入基底细胞和棘细胞之间。

（2）在 HE 染色切片上细胞体呈圆形，细胞核深染而细胞质透明，突起不易辨认。

（3）电镜下，黑素细胞与角质形成细胞之间无桥粒连接，细胞质内有特征性小泡状黑素体，有高尔基复合体形成，内含酪氨酸酶，能将酪氨酸转化为黑色素。

（4）当黑素体内出现黑色素后，改称黑素颗粒，多巴染色法呈黄褐色。

（5）黑素颗粒于黑素细胞中很少，在角质形成细胞中较多。

（6）黑色素能吸收紫外线，防止对角质形成细胞核中 DNA 的辐射损伤。

2. 朗格汉斯细胞

（1）散在于棘层浅部，在 HE 染色切片上呈圆形，细胞核深染，细胞质清亮；用 ATP 酶组织化学染色可显示该细胞的树枝状突起。

（2）电镜下，细胞质内有特征性伯贝克颗粒，呈杆状或网球拍形，中等电子密度，其一端或中间部可见一个圆形透明膨大。

（3）朗格汉斯细胞是一种抗原提呈细胞，在多种炎症情况下数量增多，如接触性皮炎等。在对抗侵入皮肤的病原微生物、监视癌变细胞中起重要作用。

3. 梅克尔细胞

（1）位于基底层，细胞数量少，可感受轻触觉和机械刺激。

（2）在 HE 染色标本上不易辨别。

（3）电镜下，细胞呈扁圆形，有短指状突起伸入角质形成细胞之间，并以桥粒与之相连，其基底部胞质内有许多有膜包被的致密核芯颗粒。

（4）梅克尔细胞是一种神经内分泌细胞。通过在皮肤中旁

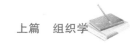

分泌和自分泌产生不同功能。

三、真皮

真皮位于表皮下方的致密结缔组织，分为乳头层和网织层。

1. 乳头层

（1）是紧靠表皮薄层较致密的结缔组织，向表皮突出形成真皮乳头，使表皮与真皮的连接面扩大，连接更加牢固。

（2）有丰富的毛细血管，有利于表皮从真皮组织液中获得营养。手指掌侧的真皮乳头内含较多触觉小体。

2. 网织层

（1）为乳头层下方较厚的致密结缔组织，内有粗大的胶原纤维束交织成网，有许多弹性纤维。

（2）此层内还有较多血管、淋巴管和神经，深部常见环层小体。

主治语录： 在真皮下方为皮下组织，即解剖学所称的浅筋膜，由疏松结缔组织和脂肪组织构成。

四、皮肤的附属器

1. 毛

（1）组成：<u>毛干、毛根和毛球三部分。</u>

（2）组织结构

1）毛干和毛根：由角化上皮细胞组成，细胞内充满角蛋白并含有数量不等的黑素颗粒。

2）毛囊：包在毛根外面，内层为上皮性鞘，与表皮相连续，包裹毛根；外层为结缔组织性鞘，与真皮相连续，由薄层致密结缔组织构成。

3）毛球：毛根和毛囊上皮性鞘的下端合为一体，膨大形成；是毛和毛囊的生长点。毛母质细胞为干细胞，不断增殖，部分子细胞分化形成毛根和上皮性鞘的细胞，并向上迁移。毛球基部的黑素细胞可将黑素颗粒转送到上皮细胞中。

4）立毛肌：在毛根与皮肤表面呈钝角的一侧有一束平滑肌，连接毛囊和真皮。产生"鸡皮疙瘩"现象。

5）毛乳头：毛球底面有结缔组织突入其中形成毛乳头，内含丰富的毛细血管和神经末梢。对毛的生长起诱导和营养作用。

主治语录：毛有一定的生长周期，头发的生长周期通常为 3~5 年，其他部位的生长周期只有数月。

2. 皮脂腺

（1）部位：除外手掌、足底和足侧部。在有毛的部位，他们位于毛囊与立毛肌之间，在无毛的皮肤，则位于真皮浅层。

（2）分泌部：由一个或几个腺泡构成，其周边是一层较小的干细胞（基细胞）。腺泡中心的细胞较大，呈多边形，核固缩，胞质内充满脂滴。在近导管处，腺细胞解体，并排出皮脂（全浆分泌）。

（3）导管：粗而短，通入毛囊。皮脂经导管排入毛囊上部或直接排到皮肤表面。

（4）功能：分泌皮脂；润泽皮肤和毛发。

3. 汗腺　单曲管状腺。

（1）外泌汗腺

1）部位：遍布全身皮肤，手掌和足底多。

2）分泌部：盘曲成团，位于真皮深层和皮下组织中。

3）腺上皮：由 1~2 层淡染的锥形和立方形细胞构成，外方有肌上皮细胞，其收缩有助于排出分泌物。

4）导管：由两层较小的立方形细胞围成，胞质弱嗜碱性。

5）腺细胞以胞吐方式进行分泌，产生的汗液中除大量水分外，还有钠、钾、氯、乳酸盐和尿素等。

6）汗腺分泌是机体散热的主要方式，有调节体温、湿润皮肤、排泄机体代谢产物和离子等作用。

（2）顶泌汗腺

1）部位：腋窝、乳晕、会阴部等处。

2）分泌部：较大，盘曲成团。

3）腺细胞：胞质嗜酸性，分泌时顶部胞质连同分泌颗粒一起脱落进入腺腔。

4）导管：开口于毛囊上端。

5）大汗腺的分泌物为黏稠乳状液，含蛋白质和脂类等。

4. 指（趾）甲

（1）组成：甲体及其周围和下方的几部分组织。

（2）甲体：由多层连接牢固的角质细胞构成。

（3）甲体周围和下方的几部分组织

1）甲根：甲体的近端埋在皮肤内。

2）甲床：甲体下面的复层扁平上皮和真皮。

3）甲襞：甲体周缘的皮肤。

4）甲沟：甲体与甲襞之间的沟。

（4）甲母质：甲根附着处的甲床上皮，该部位细胞增殖活跃，是甲体的生长区。

五、皮肤再生

皮肤再生分为生理性再生和代偿性再生。

1. 生理性再生　正常情况下的表皮增殖、角化和脱落、皮肤附属器的周期性生长变化及真皮成分的自我更新过程。

2. 代偿性再生　皮肤受损后的再生和修复。

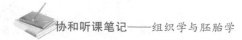

 精选习题

1. 组成表皮的两类细胞是
   - A. 角质形成细胞和非角质形成细胞
   - B. 角质形成细胞和黑色素细胞
   - C. 角质形成细胞和朗格汉斯细胞
   - D. 非角质形成细胞和黑色素细胞
   - E. 非角质形成细胞和朗格汉斯细胞

2. 毛的生长点是
   - A. 毛乳头
   - B. 毛球
   - C. 毛根
   - D. 毛囊
   - E. 毛干

参考答案：1. A　2. B

第 12 章 眼 与 耳

核心问题

1. 眼球壁的一般分层结构。
2. 角膜的结构和生理特性。
3. 眼睑的组织结构。
4. 视网膜的细胞分层，两种视细胞的电镜结构特点与功能，黄斑的结构和功能。
5. 内耳螺旋器、位觉斑、壶腹嵴的结构和功能。
6. 膜蜗管的结构。

内容精要

眼和耳均为人体的特殊感觉装置，前者为视觉器官，后者为听觉及位觉器官。

一、眼（图 12-1）

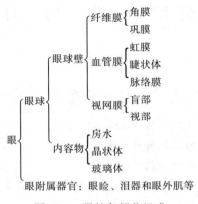

图 12-1　眼的各部分组成

（一）眼球

眼球近似圆球体，其外壳为眼球壁，内有晶状体、玻璃体和房水等眼内容物。

1. 眼球壁　眼球壁由外至内依次分为纤维膜、血管膜和视网膜 3 层。纤维膜包括前 1/6 透明的角膜和后 5/6 不透明的巩膜。血管膜从前向后依次为虹膜基质、睫状体基质和脉络膜。

（1）角膜：为透明圆盘状结构，中央薄，周边厚。从前至后分为 5 层。

1）角膜上皮：未角化的复层扁平上皮，基部平坦，表面平整光滑。上皮基底层为单层矮柱状细胞，具有一定增殖能力。上皮内有丰富的游离神经末梢，感觉敏锐。

2）前界层：为不含细胞的薄层结构，由胶原纤维和基质构成。

3）角膜基质：又称固有层，约占角膜厚度的 90%，主要成分为多层与表面平行的胶原板层。胶原板层之间散在分布扁平多突起的成纤维细胞，能产生基质和纤维，参与角膜损伤的修复。

4）后界层：结构似前界层，但更薄。

5）角膜内皮：为单层扁平上皮，参与后界层的形成。

6）角膜透明的主要原因：角膜成分的规则排列、富含水分、无血管和黑素细胞存在。

✎　主治语录：角膜内不含血管和淋巴管，营养由房水和角膜缘的血管以渗透方式供应。

（2）巩膜

1）呈瓷白色，主要由大量粗大的胶原纤维交织而成，质地坚韧，是眼球壁的重要保护层。

2）巩膜距：在与角膜交界处的内侧，巩膜向前内侧稍凸起，形成一环形嵴状突起，是小梁网和睫状肌的附着部位。

3）巩膜前部的外表面覆有球结膜，由复层扁平上皮和疏松结缔组织构成。

（3）角膜缘

1）为角膜与巩膜的带状移行区域，环绕角膜周边。上皮较厚，细胞较小，核深染。上皮内有黑素细胞，无杯状细胞。

2）角膜缘干细胞：角膜缘基底层的细胞具有干细胞特征，可通过增殖不断向角膜中央方向移行，补充角膜基底层细胞。故临床上通过角膜缘移植，可治疗某些严重的眼球表面疾病。

3）角膜缘内侧有环行的巩膜静脉窦。在眼球矢状切面上，窦腔呈较大而不太规则的长条形，窦壁衬贴内皮。

4）巩膜静脉窦内侧为网格状的小梁网，由小梁和小梁间隙构成。小梁间隙与巩膜静脉窦相通，两者是房水回流的必经之路。

主治语录：角膜缘是临床眼球前部手术的入路之处。

（4）虹膜

1）位于角膜和晶状体之间，扁圆盘状薄膜，周边与睫状体相连，中央为圆形的瞳孔。

2）虹膜将眼房分隔为前房和后房，前、后房内的房水借瞳孔相通。

3）由前向后分3层，即前缘层、虹膜基质和虹膜上皮。①前缘层：一层不连续的成纤维细胞和黑素细胞。②虹膜基质：较厚，为富含血管和黑素细胞的疏松结缔组织。在靠近瞳孔缘的虹膜基质中有围绕瞳孔呈环行排列的平滑肌，收缩时使瞳孔缩小，称瞳孔括约肌。③虹膜上皮：由前、后两层细胞组成。前层为肌上皮细胞，以瞳孔为中心呈放射状分布，称瞳孔开大肌，收缩时使瞳孔开大。后层细胞较大，呈立方形，胞质内充满黑素颗粒。

（5）睫状体

1）介于虹膜和脉络膜之间，为具有伸缩功能的环带状结构，在眼球矢状切面上大致呈三角形。

2）由睫状肌、基质和上皮组成。①睫状肌：平滑肌。环行肌纤维分布于睫状体前部，放射状和纵行肌纤维的起点为巩膜距，分别止于睫状体内侧份和后端的脉络膜。②基质：为富含血管和黑素细胞的结缔组织。③上皮：外层为立方形色素上皮细胞；内层为矮柱状非色素上皮细胞，可分泌房水，并产生构成睫状小带和玻璃体的生化成分。

（6）脉络膜

1）血管膜的后2/3部分，为充填于巩膜与视网膜之间、富含血管和大量黑素细胞的疏松结缔组织，呈棕黑色。

2）玻璃膜：与视网膜相贴的最内层为一均质透明的薄膜，由纤维和基质组成。

（7）视网膜：主要为高度分化的神经组织，由外向内依次为色素上皮层、视细胞层、双极细胞层和节细胞层，后三层为神经层。

1）色素上皮层

结构：由色素上皮细胞构成的单层立方上皮，基底面紧贴玻璃膜，顶部有大量突起伸入视细胞的外节之间。胞质内含大量粗大的黑素颗粒和吞噬体。

功能：保护视细胞，稳定视网膜的内环境，贮存维生素A，以及营养神经层和吞噬视细胞脱落物等。

2）视细胞层：由视细胞构成，根据外突形状和感光性质不同，分为视杆细胞和视锥细胞。①视细胞：是感受光线的感觉神经元，又称感光细胞。分为胞体、外突和内突。a. 胞体：细胞核所在部位，略微膨大，众多胞体密集排列成多层，构成视细胞层。b. 外突：垂直伸向色素上皮细胞，缩窄处的内部为纤毛样构造，称连接纤毛。内节紧邻胞体，含丰富的线粒体、粗面内质网和高尔基复合体，是合成感光蛋白的部位，感光物质经缩窄处转移到外节。外节为感光部位，含有大量平行层叠的扁平状膜盘，它们是由外节基部一侧的胞膜向胞质内陷形成，膜中有能感光的镶嵌蛋白。c. 内突末端：主要与双极细胞形成突触联系。②视杆细胞：主要分布在视网膜的周围部。细胞较细长，核较小、染色较深，外突呈杆状（视杆），内突末端膨大呈小球状。膜盘与细胞表面胞膜分离而独立。膜盘上的感光蛋白称视紫红质，视紫红质缺乏，导致弱光视力减退，即夜盲症。③视锥细胞：主要分布在视网膜中部，感受强光和颜色。细胞外形较视杆细胞粗大，核较大、染色较浅，外突呈圆锥形（视锥），内突末端膨大呈足状。视锥细胞有3种功能类型，分别含有红敏色素、绿敏色素和蓝敏色素。如缺少感红光（或绿光）的视锥细胞，则不能分辨红（或绿）色，为红（或绿）色盲。

3）双极细胞层：①主要由双极细胞的胞体构成。双极细胞是连接视细胞和节细胞的纵向中间神经元。其树突与视细胞的内突形成突触，轴突与节细胞的树突形成突触。②大多数双极细胞可与多个视细胞和节细胞形成突触联系；但也有少数细胞只与一个视锥细胞和一个节细胞联系，称侏儒双极细胞，它们位于视网膜中央凹边缘。

✎ 主治语录：在双极细胞层还有以下 3 种中间神经元：水平细胞、无长突细胞和网间细胞。

4）节细胞层：由节细胞的胞体构成。节细胞为长轴突的多极神经元，其树突主要与双极细胞形成突触，轴突向眼球后极汇聚，穿出眼球壁构成视神经。

5）神经胶质细胞：主要是放射状胶质细胞（米勒细胞），为视网膜特有的胶质细胞。细胞狭长，几乎贯穿神经层。细胞核位于双极细胞层。外侧端于视细胞内节处相互连接构成连续性保护膜。内侧端于视网膜内表面相互连接形成胶质界膜。具有营养、支持、绝缘和保护等作用。还有少量星形胶质细胞和小胶质细胞。

6）黄斑：是视网膜后极的一浅黄色区域，正对视轴处，中央有一浅凹，称中央凹，是视网膜最薄的部分，只有色素上皮和视锥细胞。视锥细胞与侏儒双极细胞之间，以及侏儒双极细胞与侏儒节细胞之间均形成一对一联系，能精确地传导信号。中央凹是视觉最敏锐的部位。

7）视盘：又称视神经乳头，位于黄斑鼻侧，圆盘状，呈乳头状隆起，中央略凹。所有节细胞的轴突在此处汇集，并穿出眼球壁形成视神经。此处无感光细胞，为生理盲点。视网膜中央动脉和中央静脉也在此穿过。视神经将信息传入大脑枕叶的视觉中枢，产生视觉。

2. 眼内容物

（1）晶状体

1）为具有弹性的双凸透明体，是眼球中最重要的屈光装置，充当生物透镜作用。

2）晶状体囊：是由基膜和胶原原纤维等构成的薄层结构。

3）晶状体实质：分为外周的皮质和中央的晶状体核。①皮质：前表面——晶状体上皮（单层立方形细胞）；在赤道部——晶状体纤维（长柱状，环层状排列）。②晶状体核：新形成的纤维构成皮质，陈旧的纤维被推向中心，细胞核逐渐消失，含水量减少，参与构成晶状体核。

4）老年人晶状体弹性减退，透明度降低，甚至混浊形成老年性白内障。

（2）玻璃体：位于晶状体、睫状体与视网膜之间，为无色透明的胶状体，含水分（99%）、胶原原纤维、玻璃蛋白、透明质酸和少量细胞。

（3）房水

1）由来自睫状体的血液渗出和非色素上皮细胞分泌而成的透明液体。

2）房水通路：见图 12-2。

$$后房 \xrightarrow{瞳孔} 前房 \xrightarrow{小梁间隙} 巩膜静脉窦 \longrightarrow 睫状前静脉 \longrightarrow 血循环$$

图 12-2　房水通路

3）作用：具有屈光作用，并可营养晶状体和角膜及维持眼压。

4）房水回流受阻，引起眼压增高，导致视力受损，称青

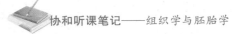

光眼。

（二）眼的附属器

包括眼睑、泪腺和眼外肌等，对眼球起遮盖、保护和运动等作用。

1. 眼睑　为薄板状结构，由前至后分为皮肤、皮下组织、肌层、睑板和睑结膜5层。

（1）皮肤：薄而柔软，睑缘有2~3列睫毛，睫毛根部有睑缘腺或Zeis腺（皮脂腺）。睫毛附近有睫腺或Moll腺（汗腺）。

（2）皮下组织：疏松结缔组织，易水肿和淤血。

（3）肌层：主要为骨骼肌。

（4）睑板：由致密结缔组织构成，呈半月形，质如软骨，是眼睑的支架。睑板内有睑板腺，导管开口于睑缘，分泌物有润滑睑缘和保护角膜的作用。

（5）睑结膜：薄层黏膜，上皮为复层柱状，有杯状细胞，固有层为薄层结缔组织。睑结膜在结膜穹隆处移行为球结膜。

2. 泪腺

（1）位于泪腺窝内，为浆液性复管状腺。

（2）腺上皮为单层立方或柱状，胞质内有分泌颗粒。腺上皮外有基膜和肌上皮细胞。

（3）泪腺分泌的泪液有润滑和清洁角膜的作用。

二、耳

耳由外耳、中耳、内耳组成。外耳和中耳传导声波，内耳为听觉和位觉感受器所在部位。

（一）外耳

1. 耳郭　以弹性软骨为支架，外包薄层皮肤。

2. 外耳道　皮肤内有耵聍腺，结构类似大汗腺，分泌耵聍。

3. 鼓膜

（1）为椭圆形的半透明薄膜，分隔外耳道与中耳。

（2）分层

1）外层：复层扁平上皮，与外耳道的表皮连续。

2）中层：主要由胶原纤维束组成，与鼓膜的振动有关。

3）内层：黏膜层，由单层扁平上皮和薄层疏松结缔组织构成。

（3）作用：将声波的振动传递到中耳。

（4）鼓膜极薄，易受外力冲击（如强噪声、击打、尖锐物刺入）而破裂。

（二）中耳

1. 鼓室　鼓室内表面和听小骨（三块）表面覆有薄层黏膜。听小骨彼此形成关节连接，关节面为透明软骨。

2. 咽鼓管　近鼓室段的黏膜上皮为单层柱状，近鼻咽段为假复层纤毛柱状上皮，固有层内有混合性腺。

（三）内耳

1. 概述　内耳，又称迷路，分骨迷路和膜迷路两部分。

（1）骨迷路：由前至后分为耳蜗、前庭和半规管，依次连通。

（2）膜迷路：分为膜蜗管、膜前庭和膜半规管，三者也相通，内壁衬以单层上皮。

（3）淋巴

1）膜迷路的腔内充满内淋巴，内淋巴由膜蜗管的血管纹产生，经内淋巴导管和内淋巴囊导入硬膜下隙。

2）膜迷路与骨迷路之间的腔隙充满外淋巴，其成分与内淋

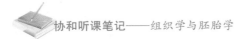

巴不同，可能是蛛网膜下隙的脑脊液经蜗小管导入，也可能从骨膜毛细血管渗出产生。内、外淋巴互不相通。

主治语录：淋巴有营养内耳和传递声波等作用。

2. 耳蜗、膜蜗管及螺旋器　耳蜗外形如蜗牛壳，由中央圆锥形蜗轴和围绕蜗轴盘旋约两周半的蜗螺旋管（骨蜗管）及套嵌其内的膜蜗管构成。蜗轴由松质骨构成，内有耳蜗神经节。

（1）骨蜗管：上部为前庭阶，起始于前庭窗；下部为鼓室阶，起自圆窗；均含外淋巴，并在蜗顶以蜗孔相通。

（2）膜蜗管：为螺旋形膜性管道，其底端与球囊相通，顶部细小，止于蜗顶，为盲端。膜蜗管横切面呈三角形，有3个壁（表12-1）。

表 12-1　膜蜗管的结构

结　构		结构特点
上壁		菲薄的前庭膜，由两层单层扁平上皮夹一层基板组成，呈外高内低的斜行走向
外侧壁		血管纹：特殊的含毛细血管的复层上皮，可产生内淋巴 螺旋韧带：上皮下方增厚的骨膜
下壁	骨螺旋板	蜗轴的骨组织向外延伸形成的螺旋形薄板
	膜螺旋板（基底膜）	内侧与骨螺旋板相连，外侧与螺旋韧带相连，由两层上皮夹一层基膜构成 朝向膜蜗管的上皮为单层柱状，并局部膨隆形成螺旋器。朝向鼓室阶的上皮为单层扁平状

（3）螺旋器：又称柯蒂器，是基底膜上感受听觉的高度分化结构，呈螺旋状走行，由支持细胞和毛细胞组成。

1）支持细胞：主要有柱细胞和指细胞。①柱细胞：基部较宽，中部细长，分为内柱细胞和外柱细胞。内、外柱细胞在基底部和顶部彼此连接，细胞中部分离，围成一条三角形的内隧道。内柱细胞内侧有 1 列内指细胞，外柱细胞外侧有 3~4 列外指细胞。②指细胞：呈杯状，顶部凹陷内托着一个毛细胞。③作用：支持细胞的胞质富含张力丝，对稳定螺旋器的结构、固定毛细胞的位置具有很强的支持作用。

2）毛细胞：是感受听觉刺激的上皮细胞。内毛细胞呈烧瓶形，外毛细胞呈高柱状。细胞游离面有静纤毛（微绒毛）。毛细胞底部胞质内有突触小泡（含神经递质），底部与来自耳蜗神经节的双极神经元的树突末端形成突触。

3）听弦：基底膜的基膜中的大量胶原样细丝束。由内向外呈放射状排列。从蜗底至蜗顶，基底膜由窄变宽，听弦由短变长，蜗底的基底膜能与高频振动发生共振，蜗顶的基底膜能与低频振动发生共振。蜗底受损可导致高音感受障碍，蜗顶受损则导致低音感受障碍。

4）听觉的形成过程：见图 12-3。

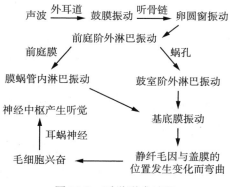

图 12-3　听觉形成过程

3. 前庭、膜前庭及位觉斑

（1）前庭：为一膨大的腔，连接半规管和耳蜗。

（2）膜前庭：由椭圆囊和球囊组成。

（3）位觉斑：椭圆囊底壁和球囊前壁的骨膜上皮局部增厚，呈斑块状，分别称椭圆囊斑和球囊斑，又统称位觉斑。

1）位觉斑表面平坦，上皮为高柱状，由支持细胞和毛细胞组成。

2）支持细胞分泌位砂膜，内有细小的碳酸钙结晶，即位砂。

3）毛细胞位于支持细胞之间，细胞顶部有40~80根静纤毛和一根动纤毛，插入位砂膜。静纤毛呈阶梯状排列，最长的静纤毛一侧为动纤毛。毛细胞分为Ⅰ型和Ⅱ型。①Ⅰ型细胞：呈烧瓶状，细胞的绝大部分被前庭神经末梢（神经杯）包裹，仅露出细胞顶部。与毛细胞形成突触。②Ⅱ型细胞：为长圆柱状，基部和多个前庭神经末梢有突触联系，但不形成神经杯。

4）位觉斑感受身体的直线变速运动和静止状态。

4. 半规管、膜半规管及壶腹嵴

（1）半规管：内耳后外侧，三个相互垂直的半环形骨管，内有膜半规管。

（2）壶腹嵴：膜性壶腹部骨膜和上皮局部增厚，形成横行的山嵴状隆起。

1）壶腹嵴上皮结构与位觉斑类似。

2）支持细胞分泌的糖蛋白形成圆锥形的胶质壶腹帽，动纤毛和静纤毛插入壶腹帽基部。

3）前庭神经中的传入纤维末梢分布于毛细胞的基部。

4）壶腹嵴为位觉感受器，感受身体或头部的旋转变速运动。

精选习题

1. 眼球壁由内至外依次是

    A. 纤维膜、血管膜、视网膜

    B. 血管膜、纤维膜、视网膜

    C. 纤维膜、视网膜、血管膜

    D. 视网膜、血管膜、纤维膜

    E. 视网膜、纤维膜、血管膜

2. 不参与内耳膜蜗管壁构成的结构是

    A. 前庭膜

    B. 血管纹

    C. 骨性螺旋板

    D. 膜性螺旋板

    E. 盖膜

参考答案：1. D　2. E

第13章 内分泌系统

核心问题

1. 甲状腺、甲状旁腺、肾上腺和垂体的结构和功能。
2. 垂体门脉系统的组成及意义。
3. 下丘脑与垂体的关系。
4. 松果体的功能。

内容精要

一、概述

1. **组成** 由内分泌腺（如甲状腺、甲状旁腺、肾上腺、垂体、松果体等）和分布于其他气管内的内分泌组织和细胞组成。

2. **内分泌腺的结构** 腺细胞排列成索状、网状、团状或围成滤泡状；无导管；有孔或窦状毛细血管。

3. **内分泌细胞分泌物** 称为激素，大部分激素直接进入血液循环；少部分内分泌细胞的激素可直接作用于邻近的细胞，称旁分泌。

4. **细胞类型及结构** 见表13-1。

表 13-1　内分泌系统的细胞类型及结构

细胞类型	分泌物	超微结构特点
含氮激素分泌细胞（大部分内分泌细胞）	含氮激素（氨基酸衍生物、胺类、肽类和蛋白质类激素）	胞质中有密集的粗面内质网、较发达的高尔基复合体和数量不等的分泌颗粒
类固醇激素分泌细胞（肾上腺皮质和性腺的内分泌细胞）	类固醇激素	胞质内含有与合成类固醇激素有关的丰富的滑面内质网；线粒体较多，其嵴多呈管状；含较多脂滴，为激素合成的原料；无分泌颗粒，激素具脂溶性，通过胞膜直接扩散出细胞

二、甲状腺

甲状腺分左右两叶，中间以峡部连接。表面包有薄层结缔组织被膜。腺实质由大量甲状腺滤泡组成，滤泡间有少量疏松结缔组织和丰富的有孔毛细血管。

1. 甲状腺滤泡

（1）大小不等，呈圆形或不规则形。

（2）滤泡由单层立方的滤泡上皮细胞围成，滤泡腔内充满均质状、嗜酸性的胶质。

主治语录：胶质是滤泡上皮细胞的分泌物，即碘化的甲状腺球蛋白。

（3）电镜下，滤泡上皮细胞胞质内有较丰富的粗面内质网和较多的线粒体，溶酶体散在于胞质内，高尔基复合体位于核上区。顶部胞质内有分泌颗粒和胶质小泡。滤泡上皮基底面有完整的基膜。

（4）甲状腺激素的形成过程：见图 13-1。T_3 和 T_4 于滤泡细胞基底部释放入血。

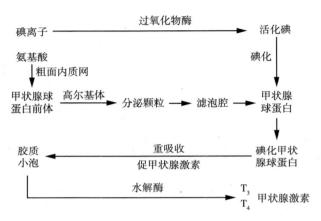

图 13-1　甲状腺激素的形成过程

（5）甲状腺激素能促进机体的新陈代谢，提高神经兴奋性，促进生长发育。

1）对婴幼儿的骨骼发育和中枢神经系统发育有显著影响。

2）小儿甲状腺功能低下，可导致呆小症。

3）成人甲状腺功能亢进时，可导致甲状腺功能亢进症。

2. 滤泡旁细胞

（1）位置：甲状腺滤泡之间和滤泡上皮细胞之间。

（2）结构特点

1）细胞稍大，胞质着色较淡，镀银染色切片可见嗜银分泌颗粒。

2）电镜下，位于滤泡上皮中的滤泡旁细胞顶部被相邻的滤泡上皮细胞覆盖。

（3）功能：以胞吐方式释放分泌颗粒内的降钙素，能促进成骨细胞活动，抑制胃肠道和肾小管吸收 Ca^{2+}，使血钙浓度

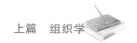

降低。

三、甲状旁腺

呈扁椭圆形，表面包有薄层结缔组织被膜，实质内腺细胞排列成索团状。

1. 主细胞 数量最多，呈多边形，核圆，居中，HE 染色胞质着色浅。分泌甲状旁腺激素，主要作用于骨细胞和破骨细胞，促进肠及肾小管吸收钙，使血钙升高。与降钙素共同调节、维持血钙稳定。

2. 嗜酸性细胞 青春期开始出现，随年龄增长而增多。比主细胞大，核较小，染色深，胞质强嗜酸性染色；电镜下，其胞质内含丰富的线粒体。

四、肾上腺

肾上腺结构见图 13-2。

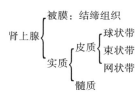

图 13-2 肾上腺结构

1. 皮质 由皮质细胞、血窦和少量结缔组织组成。

（1）球状带

1）位置：位于被膜下方，较薄。

2）结构特点：细胞聚集成许多球团，细胞较小，呈锥形，核小染色深，胞质较少，含少量脂滴。

3）功能：分泌盐皮质激素，主要是醛固酮，有保钠、排钾作用。

（2）束状带

1）结构特点：细胞较大，呈多边形，排列成单行或双行的细胞索。胞核呈圆形，较大，着色深。胞质染色浅。

主治语录：胞质内含大量脂滴，在 HE 染色切片中，因脂滴被溶解，胞质呈泡沫状或空泡状而染色浅。

2）功能：分泌糖皮质激素，主要为皮质醇。糖皮质激素可促使蛋白质及脂肪分解并转变成糖，有抑制免疫应答及抗炎症等作用。

（3）网状带

1）位置：位于皮质最内层，细胞索相互吻合成网。

2）结构特点：细胞较小，核小，着色深，胞质嗜酸性，内含较多脂褐素和少量脂滴。

3）功能：主要分泌雄激素，少量雌激素和糖皮质激素。

2．髓质

（1）组成：主要由排列成索状或团状的髓质细胞组成，其间为血窦和少量结缔组织，髓质中央有中央静脉。

（2）结构特点

1）呈多边形，核圆，着色浅，胞质嗜碱性。胞质内可见黄褐色的嗜铬颗粒，髓质细胞又称嗜铬细胞。

2）电镜下，嗜铬细胞最显著的特征是胞质内含许多电子密度高的分泌颗粒。

（3）分类：嗜铬细胞分为肾上腺素细胞，颗粒内含肾上腺素；去甲肾上腺素细胞，颗粒内含去甲肾上腺素。

（4）功能：肾上腺素使心率加快、心脏和骨骼肌的血管扩张；去甲肾上腺素使血压增高，心脏、脑和骨骼肌内的血流加速。

3. 肾上腺的血管分布

（1）肾上腺动脉进入被膜后，大部分分支进入皮质，形成窦状毛细血管网。少数分支穿过皮质直接进入髓质，分支形成血窦。

（2）髓质的小静脉汇合成一条中央静脉，经肾上腺静脉离开肾上腺。

（3）肾上腺皮质的血液流经髓质时，所含较高浓度的糖皮质激素可增强髓质嗜铬细胞苯乙醇胺-N-甲基转移酶的活性，促进去甲肾上腺素甲基化为肾上腺素，其所在细胞成为肾上腺素细胞，以致髓质肾上腺素细胞远多于去甲肾上腺素细胞。

五、垂体

（一）垂体的一般结构（图 13-3）

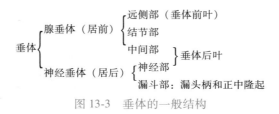

图 13-3　垂体的一般结构

（二）腺垂体

1. 远侧部　腺细胞排列成团索状，其间有丰富的窦状毛细血管和少量结缔组织。分为嗜色细胞和嫌色细胞，嗜色细胞又分为嗜酸性细胞和嗜碱性细胞。

（1）嗜酸性细胞：数量较多，呈圆形或椭圆形，胞质嗜酸性。分类如下。

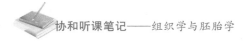

1）生长激素细胞：<u>分泌生长激素，能促进骨骼肌和内脏的生长及多种代谢过程，尤其是刺激骺软骨生长，使骨增长。</u>

激素分泌异常包括分泌过多和分泌不足。①生长激素过多：巨人症（未成年人）；肢端肥大症（成人）。②生长激素不足：垂体性侏儒症（未成年人）。

2）催乳激素细胞：女性多于男性，于分娩前期和哺乳期细胞功能旺盛。所分泌的催乳激素能促进乳腺发育和乳汁分泌。

（2）嗜碱性细胞：数量较嗜酸性细胞少，呈椭圆形或多边形，胞质嗜碱性。分类见表 13-2。

表 13-2　嗜碱性细胞的分类

分　类	分泌物	激素功能
促甲状腺激素细胞	促甲状腺激素	促进甲状腺激素生成和释放
促肾上腺皮质激素细胞	促肾上腺皮质激素	促进肾上腺皮质束状带细胞分泌糖皮质激素
促性腺激素细胞	卵泡刺激素和黄体生成素	①卵泡刺激素促进卵泡发育和精子的发生 ②黄体生成素促进排卵和黄体形成（女性），分泌雄激素（男性）

（3）嫌色细胞：数量多，体积小，胞质少，着色浅，细胞界限不清。

2. 中间部

（1）<u>由滤泡及其周围的嗜碱性细胞和嫌色细胞构成。</u>

（2）滤泡由单层立方或柱状上皮细胞围成，大小不等，内含胶质，呈嗜酸性或嗜碱性，其功能不明。

（3）在低等脊椎动物，此部位的嗜碱性细胞分泌黑素细胞刺激素（MSH）；在人类，产生 MSH 的细胞散在于腺垂体中。

（4）MSH 可作用于皮肤黑素细胞，促进黑色素的合成和扩散，使皮肤颜色变深。

3. 结节部

（1）包围着神经垂体的漏斗，在漏斗的前方较厚，后方较薄或缺如。

（2）含有丰富的纵行毛细血管。

（3）主要是嫌色细胞，其间有少量嗜酸性和嗜碱性细胞。

4. 垂体门脉系统（图 13-4）

（1）腺垂体主要由大脑基底动脉发出的垂体上动脉供应血液。

（2）垂体上动脉穿过结节部上端，进入神经垂体的漏斗，在该处分支并吻合形成第一级毛细血管网。

（3）第一级毛细血管网下行到结节部下端汇集形成数条垂体门微静脉，后者下行进入远侧部，再度分支并吻合，形成第二级毛细血管网。

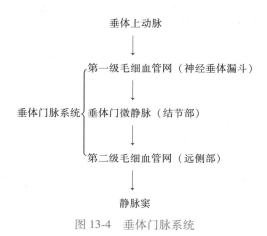

图 13-4　垂体门脉系统

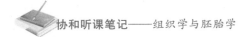

（4）垂体门微静脉及其两端的毛细血管网共同构成垂体门脉系统。

（5）远侧部的毛细血管最后汇集成小静脉注入垂体周围的静脉窦。

5. 下丘脑与腺垂体的关系

（1）下丘脑的弓状核等神经核团的神经元，具有内分泌功能，称为神经内分泌细胞。细胞合成的多种激素在轴突末端释放，进入漏斗处的第一级毛细血管网，继而经垂体门微静脉到达腺垂体远侧部的第二级毛细血管网，分别调节远侧部各种腺细胞的分泌活动。

（2）激素分为两类

1）释放激素：促进腺细胞分泌。

2）释放抑制激素：抑制腺细胞分泌。

（三）神经垂体

1. 由无髓神经纤维、神经胶质细胞、有孔毛细血管组成。

2. 下丘脑前区的视上核和室旁核，含有大型神经内分泌细胞，其轴突经漏斗终止于神经垂体的神经部，构成下丘脑神经垂体束，也是神经部无髓神经纤维的来源。

3. 神经部的胶质细胞，又称垂体细胞，其形状和大小不一，具有支持和营养神经纤维的作用。

4. 视上核和室旁核的神经内分泌细胞合成血管升压素和缩宫素。

（1）血管升压素：可使小动脉平滑肌收缩，血压升高，还可促进肾远曲小管和集合管重吸收水，使尿液浓缩，又称抗利尿激素。

（2）缩宫素：可引起子宫平滑肌收缩，有助于孕妇分娩，还可促进乳腺分泌。

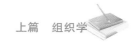

5. 赫林体 视上核、室旁核的分泌颗粒沿轴突聚集而成的嗜酸性团块。

六、松果体

1. 松果体呈扁圆锥形，以细柄连于第三脑室顶。腺实质主要由松果体细胞、神经胶质细胞和无髓神经纤维组成。无髓神经纤维可与松果体细胞形成突触。

2. 松果体细胞

（1）在 HE 染色切片中，胞体呈圆形或不规则形，核大，胞质少，弱嗜碱性。

（2）电镜下，具有含氮激素分泌细胞的超微结构特点。

（3）松果体细胞分泌褪黑素。褪黑素参与调节机体的昼夜节律、睡眠、情绪、性成熟等生理活动。

七、弥散神经内分泌系统

1. 除了中枢神经系统内的神经内分泌细胞之外，体内还存在大量弥散分布的神经内分泌细胞，这些细胞统称为弥散神经内分泌系统（DNES）。

2. DNES 细胞能产生和释放与许多脑内神经内分泌细胞同样的胺类、多肽类激素和递质样分子，细胞内同样含有特征性的、圆形并含致密核芯的神经内分泌小泡；有的分泌产物作用于邻近的细胞，有的产物则通过血流作用于远处的靶细胞。

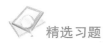 精选习题

1. 下列哪种器官不属于内分泌腺
   A. 甲状腺

B. 甲状旁腺

C. 肾上腺

D. 脑垂体

E. 胸腺

2. 分泌甲状旁腺激素的细胞是

   A. 主细胞

   B. 嗜碱性细胞

C. 滤泡旁细胞

D. 嗜铬细胞

E. 嗜酸性细胞

参考答案：1. E　2. A

第14章 消 化 管

核心问题

1. 消化管的基本结构及各段结构特点和功能。
2. 胃肠内分泌细胞的分布、主要类型和功能。

内容精要

一、概述

1. 消化系统组成 消化管和消化腺。

2. 消化管 从口腔至肛门的连续性管道，依次分为口腔、咽、食管、胃、小肠和大肠。

3. 功能 主要对食物进行物理性和化学性消化；消化管黏膜对有害物质有防御作用。

二、消化管壁的一般结构

除口腔和咽外，由内向外依次为黏膜、黏膜下层、肌层和外膜。

（一）黏膜

1. 上皮 消化管的两端（口腔、咽、食管及肛门）为复层扁平上皮，以保护功能为主；余为单层柱状上皮，以消化吸收功能为主。

2. 固有层　为疏松结缔组织，细胞成分较多，纤维较细密，有丰富的毛细血管和毛细淋巴管。

主治语录：胃肠固有层内富含腺体和淋巴组织。

3. 黏膜肌层　为薄层平滑肌，其收缩可促进固有层内的腺体分泌物排出和血液运行，利于物质吸收和转运。

（二）黏膜下层

1. 为较致密的结缔组织，含小动脉、小静脉与淋巴管。

2. 在食管及十二指肠的黏膜下层内分别有食管腺和十二指肠腺。

3. 有黏膜下神经丛，由多极神经元与无髓神经纤维构成，可调节黏膜肌的收缩和腺体分泌。

4. 在食管、胃、小肠和大肠，黏膜与黏膜下层共同向管腔面突起，形成皱襞，具有扩大黏膜表面积的作用。

（三）肌层

1. 食管上段与肛门处的肌层为骨骼肌，其余大部分为平滑肌。

2. 肌层一般分为内环行、外纵行两层，胃的肌层较厚，分为内斜、中环和外纵三层。

3. 肌层间有肌间神经丛，结构与黏膜下神经丛相似，调节肌层的运动。

4. 在肌间的结缔组织中有间质卡哈尔细胞，可产生电信号，通过缝隙连接传递给平滑肌细胞，引起肌层自发缓慢的节律性收缩。

（四）外膜

1. 纤维膜 消化管上段（咽和食管）及下段（直肠）的外膜由疏松结缔组织组成。

2. 浆膜 消化管中段，包括胃和肠的最外层，除薄层结缔组织外，还有间皮覆盖。可保持胃肠外表面光滑，减少摩擦，有利于胃肠蠕动。

三、口腔与咽

（一）口腔黏膜的一般结构

黏膜只有上皮和固有层。

1. 上皮 复层扁平，仅在硬腭部出现角化。在口腔底部的上皮菲薄，通透性高，有利于某些化学物质的吸收。

2. 固有层 有小唾液腺。固有层在唇、颊等处连于骨骼肌，在硬腭连于骨膜。

（二）舌

舌由表面的黏膜和深部的肌层组成。舌腹面黏膜薄，表面光滑，其复层扁平上皮未角化；舌根部黏膜内有许多淋巴小结，构成舌扁桃体。舌背部黏膜形成许多乳头状隆起，称舌乳头。

1. 舌乳头

（1）丝状乳头：数量最多，遍布于舌背。

（2）菌状乳头：数量较少，主要分布于舌尖与舌，散在于丝状乳头之间。

（3）轮廓乳头：有10余个，位于舌后部界沟前方。

2. 味蕾

（1）主要分布于菌状乳头和轮廓乳头。

（2）为卵圆形小体，染色较上皮淡，其基部位于上皮的基膜上，顶端窄小，有一小孔开口于上皮表面，称味孔。

（3）组成味蕾的细胞

1）味细胞：梭形，多位于味蕾中央，细胞顶部微绒毛突入味孔，细胞基部与味觉神经末梢以突触相连。

2）支持细胞：梭形，数量较多，位于味细胞之间。

3）基细胞：呈矮锥体形，是味细胞的前体干细胞，位于味蕾基部。

（4）味蕾可感受 4 种基本味觉：甜、苦、酸、咸。甜咸感在舌尖，酸苦感在舌的两侧及舌根。

（三）牙

牙露在外面的为牙冠，埋在牙槽骨内的为牙根，两者交界部为牙颈。牙由牙本质、釉质、牙骨质 3 种钙化的硬组织和牙髓软组织构成。

1. 牙本质

（1）主要由牙本质小管与间质构成。

（2）牙本质的内表面有一层成牙本质细胞，其突起伸入牙本质小管，称牙本质纤维。

（3）牙本质小管之间为间质，由胶原纤维与钙化的基质构成，其化学成分与骨质相似，但无机成分约占 80%，较骨质坚硬。有机成分由成牙本质细胞产生。

2. 釉质

（1）位于牙冠表面，是人体最坚硬的结构，由釉柱和极少量的间质构成。

（2）釉柱呈棱柱状，主要成分为羟基磷灰石结晶。

（3）釉柱从与牙本质交界处向牙冠表面呈放射状排列。在牙磨片中，釉柱呈细纹状，另可见釉质内有一种以牙尖为中心的弧形线，称芮氏线，是釉质的生长线。

3. 牙骨质　包在牙根部的牙本质外面，其组成及结构与骨组织相似。近牙颈部的牙骨质较薄，无骨细胞。

4. 牙髓

（1）为疏松结缔组织，内含自牙根孔进入的血管、淋巴管和神经纤维，对牙本质和釉质具有营养作用。

（2）牙髓神经接受感觉的特点

1）不能区别刺激的性质，对任何刺激均以痛觉反应出现。

2）缺乏定位感觉，不易确定刺激发生的部位。

5. 牙周膜　是位于牙根与牙槽骨间的致密结缔组织，内含较粗的胶原纤维束，其一端埋入牙骨质，另一端伸入牙槽骨，将两者牢固连接。

6. 牙龈　是由复层扁平上皮及固有层组成的黏膜。

（四）咽

咽是消化管和呼吸道的交叉部位，分为口咽、鼻咽和喉咽三部分。

1. 黏膜　由上皮和固有层组成。

（1）口咽表面覆以未角化的复层扁平上皮，鼻咽和喉咽主要为假复层纤毛柱状上皮。

（2）固有层的结缔组织内有丰富的淋巴组织及黏液性腺或混合性腺，深部有一层弹性纤维。

2. 肌层　由内纵行与外斜行或环行的骨骼肌组成，其间可有黏液性腺。

3. 外膜　为富有血管及神经纤维的结缔组织（纤维膜）。

四、食管

食管腔面有由黏膜和黏膜下层形成的纵行皱襞，食物通过时管腔扩大，皱襞消失。

1. 黏膜

（1）上皮为未角化的复层扁平上皮，在食物通过时起机械性保护作用。

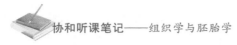

主治语录：食管下端的复层扁平上皮与胃贲门部的单层柱状上皮骤然相接，是食管癌的易发部位。

（2）固有层为细密的结缔组织，并形成乳头突向上皮。

（3）黏膜肌层由纵行平滑肌束组成。

2. 黏膜下层

（1）为疏松结缔组织，内含黏液性的食管腺，其导管穿过黏膜开口于食管腔，分泌的黏液涂布于食管表面，利于食物通过。

（2）食管腺周围常有较密集的淋巴细胞、浆细胞及淋巴小结。

3. 肌层

（1）分内环行与外纵行两层。

（2）上 1/3 段为骨骼肌，下 1/3 段为平滑肌，中 1/3 段则兼具两者。

（3）食管两端的内环行肌稍厚，分别形成食管上、下括约肌。

4. 外膜　为纤维膜。

五、胃

功能：贮存食物，初步消化蛋白质，吸收部分水、无机盐和醇类。

（一）黏膜

表面有胃小凹，每个胃小凹底部与 3~5 条腺体通连。

1. 上皮

（1）为单层柱状，主要由表面黏液细胞组成。

（2）<u>上皮细胞分泌物中富含中性糖蛋白，分泌至细胞表面形成一层保护性的黏液膜，可防止高浓度盐酸与胃蛋白酶对黏膜的消化及食物对上皮的磨损。</u>

（3）<u>黏液膜和紧密连接共同组成屏障，起保护作用。</u>

（4）胃上皮每 2~6 天更新一次，脱落的细胞由胃小凹底部和胃腺颈部的未分化细胞增殖补充。

2. 固有层

（1）胃底腺：又称泌酸腺，分布于胃底和胃体部。胃底腺呈分支管状，由主细胞、壁细胞、颈黏液细胞、干细胞和内分泌细胞组成（表 14-1）；越接近贲门部的胃底腺中主细胞越多，而越毗邻幽门部的胃底腺中壁细胞越多。

表 14-1　胃底腺的组成及其结构与功能

组　成	分　布	结　构	功　能
主细胞（胃酶细胞）	数量最多，腺的下半部较多	呈柱状，核圆形，位于基部；胞质基部呈强嗜碱性，核上方充满酶原颗粒	分泌胃蛋白酶原
壁细胞（泌酸细胞）	腺的上半部较多	体积大，多呈圆锥形。核圆，位于细胞中央，可有双核；胞质呈强嗜酸性。电镜下，细胞游离缘的细胞膜内陷形成细胞内分泌小管，可环绕核，小管开口于腺腔，小管腔面有大量微绒毛；微管泡系统	分泌盐酸（激活胃蛋白酶原、杀菌）、内因子
颈黏液细胞	胃底腺顶部	呈楔形，核扁平，居细胞基底，核上方有黏原颗粒，HE 染色浅淡	分泌可溶性的酸性黏液，保护黏膜

续　表

组　成	分　布	结　构	功　能
干细胞	胃底腺顶部至胃小凹深部一带	胞体较小，呈低柱状	不断分裂增殖，向上迁移→表面黏液细胞，向下迁移→其他胃底腺细胞
内分泌细胞	ECL 细胞分泌组胺，主要促进邻近壁细胞的泌酸功能。D 细胞分泌生长抑素，抑制壁细胞的功能		

主治语录：当壁细胞处于静止状态时，微绒毛少而短，分泌小管少，微管泡系统发达；若细胞处于分泌状态，微管泡系统迅速转变成细胞内分泌小管，小管内微绒毛增长、增多，微管泡系随之减少。

主治语录：在萎缩性胃炎，由于壁细胞减少，内因子缺乏，维生素 B_{12} 吸收障碍，可出现恶性贫血。

（2）贲门腺：分布于近贲门处宽 1~3cm 的区域，为单管或分支管状腺，分泌黏液和溶菌酶。

（3）幽门腺：分布于幽门部宽 4~5cm 的区域，为管状黏液性腺，可有少量壁细胞。幽门腺中还有很多 G 细胞，产生胃泌素，可刺激壁细胞分泌盐酸，还能促进胃肠黏膜细胞增殖。

3. 黏膜肌层　由内环行与外纵行两薄层平滑肌组成。

（二）黏膜下层

为较致密的结缔组织，内含较粗的血管、淋巴管和神经，还可见成群的脂肪细胞。

（三）肌层与外膜

1. 肌层较厚，由内斜行、中环行和外纵行 3 层平滑肌构成。环行肌在贲门和幽门部增厚，分别形成贲门括约肌和幽门括约肌。

2. 外膜为浆膜。

六、小肠

小肠是消化和吸收营养物质的主要部位，分为十二指肠、空肠和回肠。

（一）黏膜

小肠腔面有皱襞，可为环行、半环行或螺旋状走行。黏膜表面有许多细小的肠绒毛。绒毛根部的上皮和下方固有层中的小肠腺上皮相连续。小肠腺又称利伯屈恩隐窝，呈单管状，直接开口于肠腔。

主治语录： 皱襞和肠绒毛使小肠内表面积扩大约 30 倍。

1. 上皮　为单层柱状。绒毛部上皮由吸收细胞、杯状细胞和少量内分泌细胞组成；小肠腺除上述细胞外，还有帕内特细胞和干细胞。

（1）吸收细胞

1）数量最多，呈高柱状，核椭圆形，位于基部。

2）胞质内含丰富的滑面内质网和高尔基复合体，细胞游离面在光镜下可见纹状缘，电镜下由密集而规则排列的微绒毛构成。

3）微绒毛表面有一层细胞衣，主要由细胞膜内镶嵌蛋白的胞外部分构成，是食物消化的重要部分。

4）功能：参与食物的消化吸收；参与分泌免疫性球蛋白 A

的释放过程；分泌肠激酶，激活胰蛋白酶原成为胰蛋白酶。

（2）杯状细胞：散在于吸收细胞间，分泌黏液，有润滑和保护作用。从十二指肠至回肠末端，杯状细胞逐渐增多。

（3）内分泌细胞

1）Ⅰ细胞产生缩胆囊素－促胰酶素，促进胰腺腺泡分泌胰酶和促进胆囊收缩、胆汁排出。

2）S细胞产生促胰液素，促进胰液分泌。

（4）干细胞：位于小肠腺下半部，胞体较小，呈柱状。细胞不断增殖、分化为吸收细胞、杯状细胞、帕内特细胞和内分泌细胞。绒毛上皮细胞的更新周期为3~6天。

2. 固有层

（1）由疏松结缔组织组成。

（2）中央乳糜管：绒毛中轴的结缔组织内的纵行毛细淋巴管（1~2条），以盲端起始于绒毛顶部，向下穿过黏膜肌层进入黏膜层形成淋巴管丛。

（3）绒毛内的平滑肌细胞，收缩使绒毛变短，利于淋巴和血液运行。

（4）相邻绒毛根部之间的上皮内陷，伸入固有层中，形成肠腺，又称肠隐窝。

（5）肠腺上皮细胞有吸收细胞、杯状细胞、帕内特细胞、未分化细胞和内分泌细胞。

（6）帕内特细胞：位于肠腺基部，尤以回肠为多，常三五成群，细胞较大，呈圆锥形，核呈卵圆形，位于基部，顶部胞质含粗大的嗜酸性颗粒，基部胞质嗜碱性。电镜下胞质中含丰富的粗面内质网，发达的高尔基复合体及粗大的酶原颗粒。该细胞分泌溶菌酶和防御素。

主治语录：溶菌酶能溶解肠道细菌的细胞壁，有一定的灭菌作用。

（7）固有层中还含有较多的淋巴细胞、浆细胞、巨噬细胞和嗜酸性粒细胞等。

3. 黏膜肌层　由内环行和外纵行两薄层平滑肌组成。

（二）黏膜下层

较致密的结缔组织，有较多血管和淋巴管。十二指肠的黏膜下层内有大量十二指肠腺，为黏液性腺，其导管穿过黏膜肌层，开口于小肠腺底部。分泌碱性黏液保护十二指肠。小肠上皮及腺体的分泌物统称小肠液。

（三）肌层和外膜

肌层为内环行和外纵行两层平滑肌。大部分外膜为浆膜，部分十二指肠壁为浆膜。

主治语录：小肠三段的比较见表 14-2。

表 14-2　小肠三段的比较

比较项目	十二指肠	空　肠	回　肠
环行皱襞	较高、多	高、多	矮、少
小肠绒毛	较高、多	高、多	短、少
	叶状	长指状	短锥形
杯状细胞	较少	较多	多
十二指肠腺	有	无	无
淋巴小结	孤立	孤立	集合

七、大肠

分为盲肠、阑尾、结肠、直肠和肛管，主要功能是吸收水

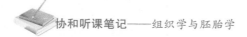

分和电解质，将食物残渣形成粪便。

（一）盲肠、结肠与直肠

1. 黏膜

（1）表面光滑，无绒毛，有半月形皱襞。

（2）上皮：单层柱状，由吸收细胞和大量杯状细胞组成。大肠的吸收细胞主要吸收水分和电解质，以及大肠内细菌产生的 B 族维生素和维生素 K。

（3）固有层：有稠密的大肠腺，呈直管状，含吸收细胞、大量杯状细胞、少量干细胞和内分泌细胞，无帕内特细胞。有孤立淋巴小结。

（4）功能：分泌黏液。

（5）黏膜肌层：同小肠。

2. 黏膜下层　在结缔组织内有小动脉、小静脉和淋巴管，可有成群脂肪细胞。

3. 肌层　为内环行和外纵行两层平滑肌。

（1）内环行肌节段性局部增厚，形成结肠袋。

（2）外纵行肌局部增厚形成 3 条结肠带，带间的纵行肌菲薄或缺如。

4. 外膜　分布见表 14-3。

表 14-3　盲肠、结肠与直肠的外膜分布

外　膜	分布部位
浆膜	盲肠、横结肠、乙状结肠；升结肠与降结肠的前壁；直肠上 1/3 段的大部、中 1/3 段的前壁
纤维膜	升结肠与降结肠的后壁；直肠除上 1/3 段的大部、中 1/3 段的前壁外部分

主治语录：外膜结缔组织中常有脂肪细胞聚集构成的脂肪垂。

（二）阑尾

1. 阑尾管腔小而不规则，大肠腺短而少。
2. 固有层内有丰富的淋巴组织，淋巴小结突入黏膜下层，使黏膜肌层不完整。
3. 肌层很薄，外覆浆膜，富含血管。
4. 阑尾是具有黏膜免疫功能的器官。

（三）肛管

1. 在齿状线处，单层柱状上皮骤变为轻度角化的复层扁平上皮，大肠腺和黏膜肌消失。
2. 白线以下为角化复层扁平上皮，有很多黑色素；固有层有环肛腺（大汗腺）和丰富的皮脂腺。
3. 黏膜下层　有密集的静脉丛，如静脉淤血扩张则形成痔。
4. 肌层　由两层平滑肌构成，内环行肌增厚形成肛门内括约肌。近肛门处，外纵行肌周围有骨骼肌，形成肛门外括约肌。

主治语录：消化管四层膜结构的比较见表14-4。

表 14-4 消化管的组织结构

膜结构		食管	胃	小肠	盲肠、结肠与直肠	阑尾	肛管
黏膜	上皮	复层扁平上皮	单层柱状上皮	单层柱状上皮	单层柱状上皮	单层柱状上皮	单层柱状上皮→复层扁平上皮
	固有层	细密的结缔组织	大量胃底腺	疏松结缔组织,有肠腺	大肠腺	丰富的淋巴组织	环肛腺(大汗腺)和皮脂腺
	黏膜肌层	纵行平滑肌束	内环与外纵行两薄层平滑肌	内环与外纵行两薄层平滑肌	内环行与外纵行两薄层平滑肌	不完整	消失
	黏膜下层	疏松结缔组织,内含食管腺	较致密的结缔组织	较致密的结缔组织	结缔组织	有淋巴组织	结缔组织中有密集的静脉丛
肌层		上 1/3 段为骨骼肌;下 1/3 段为平滑肌;中 1/3 段则兼具两者	内斜行、中环行和外纵行三层平滑肌	内环行和外纵行两层平滑肌	内环行和外纵行两层平滑肌	薄	内环行肌形成肛门内括约肌;外纵行肌形成肛门外括约肌
外膜		纤维膜	浆膜	大部分为浆膜,十二指肠壁为纤维膜	浆膜、纤维膜	浆膜	纤维膜

八、消化管的淋巴组织

1. **组成**　主要包括上皮内的淋巴细胞、固有层中的淋巴细胞、淋巴小结和集合淋巴小结，统称为肠相关淋巴组织。

2. **微皱褶细胞（M 细胞）**　散在分布于集合淋巴小结顶部的上皮内，游离面有微皱褶，基底面质膜内陷，凹腔内有多个淋巴细胞和少量巨噬细胞。sIgA 的产生过程见图 14-1。

M 细胞 $\xrightarrow{\text{抗原}}$ 巨噬细胞 $\xrightarrow{\text{提呈}}$ 淋巴细胞 $\xrightarrow{\text{进入}}$ 黏膜淋巴小结或肠系膜淋巴结 $\xrightarrow{\text{增殖分化}}$ 幼浆细胞

$\downarrow$ 进入

sIgA，消灭抗原 $\xleftarrow{\text{形成}}$ IgA+分泌片 $\xleftarrow{\text{分泌}}$ 浆细胞 $\xleftarrow{\text{分化}}$ 消化管黏膜 $\xleftarrow{\text{返回}}$ 淋巴、血循环

图 14-1　sIgA 的产生过程

九、胃肠的内分泌细胞

1. 胃肠的上皮及腺体中的内分泌细胞以胃幽门部和十二指肠上段为多。胃肠分泌的激素主要协调胃肠道自身的消化吸收功能，也参与调节其他器官的生理活动。

2. 胃肠的内分泌细胞大多单个夹于其他上皮细胞之间，在 HE 染色切片上，细胞多较圆，核圆、居中，胞质染色浅淡；目前主要用免疫组织化学法显示这些细胞。

3. 电镜下呈不规则的锥形；基底部附于基膜，并可有基底侧突与邻近细胞相接触；底部胞质有大量分泌颗粒，分泌颗粒的大小、形状与电子密度依细胞种类而异。

4. 绝大多数种类的细胞具有面向管腔的游离面，称开放型，游离面上有微绒毛，对管腔内食物和 pH 等化学信息有较强感受性，从而引起其内分泌活动的变化。

5. 少数细胞（主要是 D 细胞）被相邻细胞覆盖而未露出腔

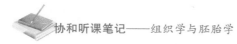

面，称封闭型，主要受胃肠运动的机械刺激或其他激素的调节而改变其内分泌状态。

6. 分泌颗粒含肽和/或胺类激素，多在细胞基底面释出，经血循环运送并作用于靶细胞；少数激素直接作用于邻近细胞，以旁分泌方式调节靶细胞的生理功能。

 精选习题

1. 胃底腺主细胞能分泌
   A. 盐酸
   B. 促胃液素
   C. 内因子
   D. 胃蛋白酶原
   E. 胃动素
2. 肠腺帕内特细胞的嗜酸性分泌颗粒常含有

   A. 蛋白酶
   B. 脂酶
   C. 溶菌酶
   D. 凝乳酶
   E. 羟氨酶

参考答案：1. D   2. C

第15章　消　化　腺

核心问题

1. 胰腺外分泌部的结构和功能；胰岛细胞的构成和功能。

2. 肝的一般结构，肝小叶与门管区的结构。

3. 肝细胞、肝血窦的结构特点。

4. 肝血液循环的特点，胆汁排出途径。

内容精要

一、概述

1. 消化腺组成

（1）大消化腺：三对大唾液腺、胰腺和肝脏。

（2）小消化腺：口腔内的小唾液腺、食管腺、胃腺和肠腺等。

2. 消化腺功能　对食物进行化学消化作用。内分泌功能（胰腺）。

二、大唾液腺

大唾液腺有腮腺、下颌下腺、舌下腺各一对，分泌的唾液经导管排入口腔。

（一）唾液腺的一般结构

1. 大唾液腺　均为复管泡状腺，被膜较薄。被膜将腺实质分隔为小叶，血管、淋巴管和神经也随同走行其间，并进入小叶内。

2. 腺泡　浆液性、黏液性与混合性三类。

3. 肌上皮细胞　位于腺细胞和部分导管上皮细胞与基膜之间。收缩有助于分泌物排出。

4. 导管

（1）闰管：起始部，与腺泡相连，管径细，管壁为单层扁平或立方上皮。

（2）纹状管：又称分泌管，与闰管相连，管壁为单层高柱状上皮，核圆，位于细胞顶部，胞质嗜酸性。细胞基部可见垂直纵纹，电镜下为质膜内褶和纵行排列的线粒体，此种结构使细胞基部表面积增大，便于细胞与组织液间进行水和电解质的转运。

（3）小叶间导管和总导管：纹状管汇合形成小叶间导管，行走于小叶间结缔组织内。小叶间导管较粗，初为单层柱状上皮，以后移行为假复层柱状上皮。小叶间导管逐级汇合形成一条或几条总导管开口于口腔。

（二）3 种大唾液腺的结构特点（表 15-1）

表 15-1　3 种大唾液腺的结构特点

结　构	腮　腺	下颌下腺	舌下腺
腺泡	纯浆液性腺	混合性腺，浆液性腺泡多，黏液性和混合性腺泡少	混合性腺，以黏液性腺泡为主，也多见混合性腺泡

结 构	腮 腺	下颌下腺	舌下腺
闰管	长	短	无
纹状管	较短	发达	较短
分泌物	含唾液淀粉酶	含唾液淀粉酶和黏液	以黏液为主

（三）唾液的成分和功能

1. 水分、黏液——润滑口腔。
2. 唾液淀粉酶——分解淀粉。
3. 溶菌酶、干扰素——抵抗细菌和病毒的入侵。
4. sIgA——免疫作用。

三、胰腺

胰腺的一般结构：被膜（薄层结缔组织）、胰腺小叶。

实质：外分泌部——纯浆液性复管泡状腺；内分泌部——胰岛。

（一）外分泌部

1. 腺泡

（1）胰腺泡细胞：每个腺泡含 40~50 个，具有典型的浆液细胞的形态特点。分泌多种消化酶，如胰蛋白酶原、胰糜蛋白酶原、胰淀粉酶、胰脂肪酶、核酸酶等。腺泡无肌上皮细胞。

（2）泡心细胞：位于胰腺腺泡腔面，较小，呈扁平或立方形，胞质染色淡，核圆或卵圆形。为延伸入腺泡腔内的闰管起始部上皮细胞。

2. 导管

（1）组成：闰管、小叶内导管、小叶间导管和主导管。

1）闰管：细而长，管壁为单层扁平或立方上皮，其伸入腺泡的一段由泡心细胞组成。

2）小叶内导管：单层立方上皮。闰管远端汇合形成。

3）小叶间导管：单层柱状上皮。小叶内导管在小叶间结缔组织内汇合成。

4）主导管：单层高柱状上皮。小叶间导管汇合成一条主导管。

（2）功能：导管上皮细胞可分泌水和电解质。

主治语录：胰液为碱性液体，含多种消化酶和丰富的电解质，是最重要的消化液。

（二）内分泌部（胰岛）

胰岛是由内分泌细胞组成的球形细胞团，分布于腺泡之间，HE 染色浅。胰岛细胞间有丰富的有孔毛细血管。人胰岛主要有 A、B、D、PP 4 种细胞。HE 染色不易区分，目前主要用免疫组织化学法进行鉴别。

1. A 细胞

（1）又称甲细胞、α 细胞，约占总数的 20%。

（2）细胞体积较大，多分布在胰岛周边部。

（3）分泌胰高血糖素，能促进肝细胞的糖原分解为葡萄糖，并抑制糖原合成，使血糖浓度升高。

2. B 细胞

（1）又称乙细胞、β 细胞，约占总数的 70%，位于胰岛中央部。

（2）分泌胰岛素，主要促进肝细胞、脂肪细胞等吸收血液内的葡萄糖，合成糖原或转化为脂肪贮存，使血糖降低。

主治语录：高血糖素和胰岛素的协同作用能保持血糖水

平处于动态平衡。

3. D 细胞

（1）又称丁细胞、δ 细胞，约占总数的 5%，分散在胰岛周边部，A 细胞、B 细胞之间，并与 A 细胞、B 细胞紧密相贴，细胞间有缝隙连接。

（2）分泌生长抑素，以旁分泌方式经缝隙连接直接作用，抑制邻近的 A 细胞、B 细胞或 PP 细胞的分泌活动。

4. PP 细胞

（1）数量很少，存在于胰岛周边部和外分泌部的导管上皮内及腺泡细胞间。

（2）分泌胰多肽，抑制胃肠运动、胰液分泌及胆囊收缩。

四、肝

表面覆以致密结缔组织被膜，除在肝下面各沟、窝处以及右叶上面后部为纤维膜外，其余均为浆膜。肝门部的结缔组织随门静脉、肝动脉、肝静脉和肝管的分支伸入肝实质，将实质分成许多肝小叶。肝小叶之间各种管道密集的部位为门管区。

（一）肝小叶

为肝的基本结构单位。呈多角棱柱体。

组成：中央有一条沿其长轴走行的中央静脉，周围是大致呈放射状排列的肝索和肝血窦。

肝板：肝细胞单层排列成凹凸不平的板状结构。相邻肝板吻合连接，形成迷路样结构，其切面呈索状，故也称肝索。

界板：在肝小叶周边的肝板，其肝细胞较小，嗜酸性较强。

肝血窦：在肝板间，血窦经肝板上的孔互相通连。

胆小管：肝细胞相邻面的质膜局部凹陷形成的微细小管。

肝板、肝血窦和胆小管在肝小叶内形成各自独立而又密切相关的复杂网络。

1. 肝细胞

（1）呈多面体形，有 3 种不同的功能面，即血窦面、细胞连接面和胆小管面。肝细胞核大而圆，染色质丰富。有一个至数个核仁，双核细胞较多。胞质嗜酸性，含有弥散分布的嗜碱性团块。

主治语录：血窦面和胆小管面有发达的微绒毛，有利于进行物质交换。相邻肝细胞之间的连接面有紧密连接、桥粒和缝隙连接等结构。

（2）电镜下，胞质内各种细胞器均丰富。

1）粗面内质网：呈板层状排列成群，合成多种重要的血浆蛋白，包括清蛋白、纤维蛋白原、凝血酶原、脂蛋白和补体等。

2）滑面内质网：肝细胞摄取的有机物在滑面内质网进行连续的合成、分解、结合和转化等反应。

3）高尔基复合体：从粗面内质网合成的蛋白质和脂蛋白中，一部分转移至高尔基复合体加工后，再经分泌小泡由肝细胞血窦面排出。近胆小管处的高尔基复合体尤为发达，参与胆汁的分泌。

2. 肝血窦　位于肝板间，腔大不规则，窦壁由内皮细胞围成。门静脉和肝动脉血液在小叶间动脉和小叶间静脉注入肝血窦，由于血窦内血流缓慢，血浆得以与肝细胞进行物质交换，然后汇入中央静脉。

（1）肝血窦内皮细胞

1）有大量内皮窗孔，大小不等，无隔膜。

2）内皮细胞连接松散，细胞间隙宽。内皮外无基膜，仅有少量网状纤维附着。

3）肝血窦内皮通透性高，除血细胞和乳糜微粒外，血浆各种成分均可进入窦周隙。

（2）肝巨噬细胞（库普弗细胞）

1）细胞形态不规则，胞质嗜酸性。

2）细胞表面有大量皱褶和微绒毛，并以板状和丝状伪足附着在内皮细胞上，或穿过内皮窗孔和细胞间隙伸入窦周隙。

3）胞内有发达的溶酶体，并常见吞噬体和吞饮泡。

4）由血液单核细胞分化而来，在清除从门静脉入肝的抗原异物、衰老的血细胞和监视肿瘤等方面均发挥重要作用。

（3）NK细胞（肝内大颗粒淋巴细胞）

1）附着在内皮细胞或肝巨噬细胞上。核呈肾形，常偏于一侧，胞质含较多溶酶体。

2）可抵御病毒感染、防止肝内肿瘤及其他肿瘤的肝转移。

3．窦周隙

（1）位于肝血窦内皮和肝板之间的狭窄间隙，是肝细胞与血液之间进行物质交换的场所。

（2）贮脂细胞（肝星状细胞）

1）形态不规则，突起附于内皮细胞基底面和肝细胞表面，或伸入肝细胞之间。

2）最主要的特征是胞质内含有许多大的脂滴。

3）在肝脏中主要参与维生素A的代谢和储存脂肪。

4．胆小管

（1）相邻两个肝细胞之间局部胞膜凹陷形成的微细管道，在肝板内连接成网。

（2）电镜下，肝细胞的胆小管面形成许多微绒毛，突入管腔。

（3）靠近胆小管的相邻肝细胞膜形成由紧密连接、桥粒等组成的连接复合体，可封闭胆小管周围的细胞间隙，防止胆汁外溢至细胞间或窦周隙。

（二）门管区

相邻肝小叶之间呈三角形或椭圆形的结缔组织小区，称门管区。内有小叶间静脉、小叶间动脉和小叶间胆管。

1. 小叶间静脉　门静脉的分支，管腔较大而不规则，管壁薄。

2. 小叶间动脉　肝动脉的分支，管腔小，管壁相对较厚。

3. 小叶间胆管　管壁为单层立方上皮，向肝门方向汇集，最后形成左、右肝管出肝。

（三）肝内血液循环

进入肝的血管有门静脉和肝动脉。

1. 门静脉　肝的功能性血管，主要收集胃肠静脉和脾静脉的血流，将胃肠道吸收的营养和某些有毒物质输入肝内进行代谢和加工处理。

2. 肝动脉　肝的营养性血管，提供氧及其他器官的代谢产物。

（四）肝的胆汁形成和排出途径

1. 肝的胆汁形成　肝细胞吸收血浆中的胆红素后，经滑面内质网内的葡萄糖醛酸转移酶的作用，转化为水溶性的结合胆红素，释放入胆小管，与胆盐和胆固醇等共同组成胆汁。

2. 胆汁排出途径　见图 15-1。

肝细胞──→胆汁──→胆小管──→闰管或赫令管──→小叶间胆管──→
　左、右肝管（出肝）──→肝总管──→胆总管──→十二指肠
　　　　　　　　　　　　　　　　↕ 胆囊管
　　　　　　　　　　　　　　　　胆囊

图 15-1　胆汁排出途径

（五）肝的再生

肝的再生受肝内外诸多因子的调控，在肝受损害或部分切除后，这些因子通过肝细胞相应受体作用于肝细胞，启动并促进肝细胞的增殖。

五、胆囊与胆管

1. 胆囊

（1）组成：胆囊分底、体、颈三部分，颈部连胆囊管。胆囊壁由黏膜、肌层和外膜3层组成。

（2）结构特点：黏膜上皮为单层柱状。固有层为薄层结缔组织。肌层的平滑肌厚薄不一，胆囊底部较厚，颈部次之，体部最薄。外膜较厚，大部分为浆膜。

（3）功能：贮存和浓缩胆汁。

2. 胆管

（1）由肝分泌的胆汁经左右肝管、肝总管、胆囊管进入胆囊贮存，胆囊中贮存的浓缩胆汁经胆囊管、胆总管排入十二指肠。

（2）肝外胆管管壁分黏膜、肌层和外膜3层。

（3）黏膜的上皮为单层柱状，有杯状细胞，固有层内有黏液性腺。

（4）肝管和胆总管的上1/3段肌层很薄，平滑肌分散；胆总管的中1/3段肌层渐厚，尤其是纵行平滑肌增多；胆总管下1/3段的肌层分内环行、外纵行两层。

（5）胆管外膜为较厚的结缔组织。

精选习题

1. 胆汁由何种细胞分泌
   A. 肝细胞
   B. 胆囊上皮细胞
   C. 胆小管上皮细胞
   D. 胆道上皮细胞
   E. 肝闰管上皮细胞
2. 下列哪种物质不属于胰岛细胞
   的分泌物

   A. 胰高血糖素
   B. 生长抑素
   C. 胰岛素
   D. 胰蛋白酶
   E. 胰多肽

参考答案：1. A　2. D

第 16 章　呼 吸 系 统

核心问题

1. 鼻腔黏膜各部的结构特点与功能差异。

2. 喉黏膜的组织结构特点。

3. 气管与主支气管的组织结构。

4. 肺的组织结构及肺泡的超微结构与功能。

内容精要

1. **呼吸系统**　包括鼻、咽、喉、气管、主支气管和肺。

2. **导气部**　从鼻腔到肺内终末细支气管，主要传导气体。

3. **呼吸部**　从肺内呼吸性细支气管至末端的肺泡，是气体交换的部位。

一、鼻腔

鼻是呼吸和嗅觉器官。鼻腔内表面为黏膜，由上皮和固有层构成；黏膜下方与软骨、骨或骨骼肌相连。

（一）前庭部

1. 鼻腔入口处。

2. 鼻翼内表面为未角化复层扁平上皮，近外鼻孔处上皮出现角化，与皮肤相移行，并有鼻毛和皮脂腺。

3. 鼻毛能阻挡空气中的尘埃等异物。

（二）呼吸部

1. 占鼻黏膜的大部分，包括下鼻甲、中鼻甲、鼻道及鼻中隔中下部的黏膜，呈淡红色。

2. 上皮为假复层纤毛柱状，杯状细胞较多。

3. 固有层内有混合性腺，称鼻腺。有丰富的静脉丛与淋巴组织。

4. 纤毛向咽部摆动，将黏着的细菌及尘埃颗粒推向咽部而被咳出。

5. 损伤黏膜时此部位容易出血。

（三）嗅部

1. 位置及组成　位于鼻中隔上部两侧、上鼻甲及鼻腔顶部。嗅黏膜呈棕黄色，嗅上皮为假复层柱状上皮，含嗅细胞、支持细胞和基细胞。

（1）嗅细胞

1）呈梭形，细胞核位于嗅上皮的中层，为双极神经元，是体内唯一存在于上皮中的感觉神经元。

2）树突末端膨大形成球状嗅泡并发出嗅毛。

3）轴突穿过固有层与嗅鞘细胞构成无髓神经纤维，组成嗅神经。

4）嗅毛的细胞膜内的受体接受刺激，使嗅细胞产生冲动，传入中枢，产生嗅觉。

（2）支持细胞

1）呈高柱状，顶部宽大，基部较细，游离面有许多微绒毛。

2）细胞核位于嗅上皮浅部，细胞质内常可见色素颗粒。

3）起支持和分隔嗅细胞的作用。

（3）基细胞：呈锥形，位于上皮深部，是干细胞，增殖分化为嗅细胞和支持细胞。

2. 固有层　富含血管，浆液性嗅腺，分泌浆液，可溶解空气中的化学物质，刺激嗅毛；可清洗上皮表面，保持嗅细胞感受刺激的敏感性。

二、喉

1. 喉以软骨为支架，软骨之间以韧带和肌肉相连。会厌表面为黏膜，内部为会厌软骨（弹性软骨）。

2. 会厌舌面及喉面上部的黏膜上皮为复层扁平上皮，内有味蕾，喉面基部为假复层纤毛柱状上皮。

3. 固有层的疏松结缔组织中有较多弹性纤维，并有混合腺和淋巴组织。

4. 喉侧壁黏膜形成两对皱襞，上为室襞，下为声襞，二者之间为喉室。

5. 声襞即声带，其较薄的游离缘为膜部，基部为软骨部。

主治语录：声带振动主要发生在膜部。

三、气管与主支气管

（一）气管　与主支气管的管壁结构类似，由内向外依次为黏膜、黏膜下层和外膜。

1. 黏膜

（1）上皮：假复层纤毛柱状上皮。

1）纤毛细胞：最多，呈柱状，游离面有密集的纤毛，纤毛向咽部快速摆动，有净化吸入空气的作用。

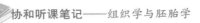

2）杯状细胞：**分泌的黏蛋白与混合性腺的分泌物在上皮表面构成黏液性屏障**，可黏附空气中的异物颗粒，溶解吸入的 SO_2 等有毒气体。

3）刷细胞：呈柱状，游离面有排列整齐的微绒毛，形如刷状。

4）小颗粒细胞：较少，呈锥形，单个或成团分布在上皮深部，细胞质内有许多分泌颗粒，含 5-羟色胺等物质，可调节呼吸道平滑肌的收缩和腺体的分泌。

5）基细胞：呈锥形，位于上皮深部，为干细胞，可增殖分化为上皮中其他各类细胞。

（2）固有层：为结缔组织，有较多弹性纤维，也常见淋巴组织，具有免疫防御功能。

2. 黏膜下层　为疏松结缔组织，与固有层和外膜无明显界限，其内有较多混合性腺，也称气管腺。浆细胞与上皮细胞联合分泌 sIgA，释放入管腔，对细菌、病毒有杀灭作用。

3. 外膜

（1）主要含 16~20 个 C 字形透明软骨环，软骨环之间以弹性纤维构成的膜状韧带连接，共同构成管壁的支架。

（2）软骨环的缺口处为气管膜性部，内有弹性纤维组成的韧带、平滑肌束和气管腺。咳嗽反射时平滑肌收缩，使气管腔缩小，有助清除痰液。

（二）主支气管

主支气管壁的结构随着管腔变小，管壁变薄，三层分界不明显；环状软骨逐渐变为不规则的软骨片，而平滑肌纤维逐渐增多，呈螺旋形排列。

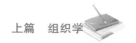

四、肺

(一) 肺的结构

1. 肺表面　浆膜（胸膜脏层）。
2. 肺组织　分实质和间质两部分。
（1）肺间质：结缔组织、血管、淋巴管、神经等。
（2）肺实质：见图 16-1。

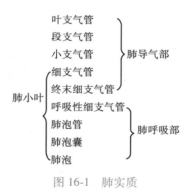

图 16-1　肺实质

✎主治语录：肺小叶是肺的结构单位。

(二) 肺导气部

1. 叶支气管至小支气管

（1）管壁结构与主支气管相似，但随管径变小，管壁变薄，三层结构分界不明显。

（2）上皮为假复层纤毛柱状，由厚逐渐变薄；杯状细胞、腺体和软骨片逐渐减少；固有层外平滑肌纤维相对增多，呈现为断续的环行平滑肌束。

2. 细支气管和终末细支气管

（1）细支气管：管径约 1.0mm，上皮由假复层纤毛柱状上皮渐变为单层纤毛柱状上皮。杯状细胞、腺体和软骨片很少或消失，环行平滑肌更为明显，黏膜常形成皱襞。

（2）终末细支气管：管径约 0.5mm，上皮为单层柱状，以无纤毛的克拉拉细胞为主。杯状细胞、腺体和软骨片全部消失，有完整的环行平滑肌。

克拉拉细胞：为柱状，游离面呈圆顶状凸向管腔，细胞质染色浅；电镜下，其顶部细胞质内有发达的滑面内质网和较多的分泌颗粒。

1）滑面内质网：有解毒功能。

2）分泌颗粒：释放类表面活性物质，在上皮表面形成保护膜；分泌物中蛋白水解酶可分解黏液，有利于黏液排出。

3. 肺导气部的管壁结构特点　见表 16-1。

表 16-1　肺导气部的管壁结构

管壁结构	小支气管	细支气管	终末细支气管
黏膜上皮	假复层纤毛柱状上皮	渐变为单层纤毛柱状上皮	单层柱状上皮
杯状细胞	逐渐减少	很少或消失	消失
腺体	逐渐减少	很少或消失	消失
软骨片	逐渐减少	很少或消失	消失
平滑肌	断续的环行平滑肌束	环行平滑肌更为明显	完整的环行平滑肌

（三）肺呼吸部

1. 呼吸性细支气管

（1）管壁上出现少量肺泡，具有换气功能。

（2）管壁上皮为单层立方上皮，有克拉拉细胞和少许纤毛细胞，上皮下有弹性纤维和少量环行平滑肌纤维。

（3）在肺泡开口处，单层立方上皮移行为单层扁平上皮。

2. 肺泡管

（1）管壁上有许多肺泡，相邻肺泡开口之间有结节状膨大。

（2）膨大表面覆有单层立方或扁平上皮，深部有弹性纤维和环行平滑肌束。

3. 肺泡囊　实为若干肺泡的共同开口处。相邻肺泡开口之间无平滑肌，故无结节状膨大。

4. 肺泡　为半球形小囊，开口于肺泡囊、肺泡管或呼吸性细支气管，是肺进行气体交换的部位，构成肺的主要结构。肺泡壁很薄，由单层肺泡上皮组成。

（1）肺泡上皮：由Ⅰ型和Ⅱ型肺泡细胞组成。

1）Ⅰ型肺泡细胞：细胞含核部略厚，其余胞质部分扁平菲薄。覆盖肺泡约95%表面积，是进行气体交换的部位。电镜下，细胞质中可见较多小泡，能将表面活性物质和微小粉尘转运到间质内清除。

🔪 主治语录：Ⅰ型上皮细胞无增殖能力，损伤后由Ⅱ型肺泡细胞增殖分化补充。

2）Ⅱ型肺泡细胞：①呈立方形或圆形，散在凸起于Ⅰ型肺泡细胞之间。覆盖肺泡约5%表面积。细胞核呈圆形，细胞质着色浅。②电镜下，细胞质富含线粒体和溶酶体，有较发达的粗面内质网和高尔基复合体，核上方富含分泌颗粒。因颗粒内呈现同心圆或平行排列的板层状结构，故称板层小体，其内容物为磷脂（主要是二棕榈酰卵磷脂）、蛋白质和糖的复合物。③细胞以胞吐方式将内容物分泌到肺泡上皮表面，铺展形成一薄层液体膜，称表面活性物质，有降低肺泡表面张力，稳定肺泡大小的重要作用（表16-2）。

表16-2　表面活性物质对肺泡的影响

时　相	肺泡	表面活性物质	肺泡表面张力	回缩力	结　果
呼气时	缩小	密度增加	降低	降低	防止肺泡塌陷
吸气时	扩大	密度减小	增加	增大	防止肺泡过度膨胀

　　主治语录：某些早产儿其Ⅱ型肺泡细胞尚未发育完善，不能产生表面活性物质，致使婴儿出生后肺泡不能扩张，呼吸困难，以致早夭。

　　（2）肺泡隔

　　1）组成：相邻肺泡之间的薄层结缔组织。

　　2）肺泡隔内有密集的连续毛细血管和丰富的弹性纤维，其弹性起回缩肺泡的作用。

　　3）肺巨噬细胞：广泛分布于肺间质，在肺泡隔中最多。具有活跃的吞噬功能，发挥重要的免疫防御作用。吞噬了较多尘粒的肺巨噬细胞称为尘细胞。

　　主治语录：老年人肺弹性纤维退化→肺泡弹性降低→肺泡渐扩大→肺气肿。

　　（3）肺泡孔

　　1）指相邻肺泡之间气体流通的小孔，可均衡肺泡间气体含量。

　　2）当某个终末细支气管或呼吸性细支气管阻塞时，肺泡孔起侧支通气作用。

　　3）肺部感染时，肺泡孔也是细菌扩散的渠道。

（4）气-血屏障

1）定义：是肺泡与血液之间气体进行交换所通过的结构。

2）组成：包括肺泡表面活性物质层、Ⅰ型肺泡细胞与基膜、薄层结缔组织、毛细血管基膜与连续内皮。

3）临床上急、慢性炎症引起的炎性细胞浸润、渗出或增生均会影响正常气体交换功能。

（四）肺的血液供应

肺的血液供应来自肺动脉和支气管动脉。

1. 肺动脉　为肺功能血管，管径较粗，为弹性动脉。从右心室发出，至肺门入肺，其分支与各级支气管伴行直至肺泡隔内形成毛细血管网，毛细血管内血液与肺泡进行气体交换。

2. 支气管动脉　为肺营养血管，管径细，为肌性动脉。该动脉发自胸主动脉或肋间动脉，与支气管伴行入肺，沿途在导气部各段管壁内分支形成毛细血管网，营养管壁组织。

 精选习题

1. 肺的呼吸部包括
   A. 肺泡、肺泡管、肺泡囊、细支气管
   B. 呼吸性细支气管、肺泡管、肺泡囊、肺泡
   C. 肺泡、肺泡管、终末细支气管、呼吸性细支气管
   D. 肺泡囊、肺泡管、细支气管、呼吸性细支气管
   E. 肺泡管、肺泡、肺泡囊、终末细支气管

2. 关于肺泡的结构，错误的是
   A. 是肺进行气体交换的场所
   B. 上皮细胞由Ⅰ型和Ⅱ型肺泡细胞组成
   C. 相邻两个肺泡间的薄层结缔组织称肺泡隔
   D. 肺泡隔内含丰富的毛细血管
   E. Ⅱ型肺泡细胞参与构成气-血屏障

参考答案：1. B　2. E

第17章 泌尿系统

核心问题

1. 肾单位的组成、分布、光镜结构、超微结构和功能。

2. 集合小管的位置、光镜结构和功能。

3. 球旁复合体的组成、组织结构和功能。

4. 肾血液循环的途径和特点。

5. 输尿管和膀胱的一般结构。

内容精要

泌尿系统包括肾、输尿管、膀胱和尿道。肾产生尿液，其余为排尿器官。

一、肾

(一) 概述

1. 肾呈豆形，外侧缘隆凸，内侧缘中部凹陷。

2. 肾表面有由致密结缔组织构成的被膜。

3. 肾实质分为皮质和髓质。

(1) 肾锥体的底与皮质相连接，从肾锥体底呈辐射状伸入皮质的条纹称髓放线；位于髓放线之间的肾皮质称皮质迷路。一条髓放线及其周围的皮质迷路组成一个肾小叶。一个肾锥体与相连的皮质组成一个肾叶。位于肾锥体之间的皮质部分称肾柱。

（2）髓质由10~18个肾锥体组成，锥体尖端钝圆，突入肾小盏内，称肾乳头，乳头管开口于此处。

4. 肾实质由大量肾单位和集合管构成。

（1）每个肾单位包括一个肾小体和一条与它相连的肾小管，是尿液形成的结构和功能单位。

（2）肾小管汇入集合管，都是单层上皮性管道，合称泌尿小管。

（3）肾单位和集合管分布于肾实质。肾小体和肾小管的弯曲部分位于皮质迷路和肾柱内，肾小管的直行部分与集合管位于髓放线和肾锥体内（图17-1）。肾内的少量结缔组织、血管和神经等构成肾间质。

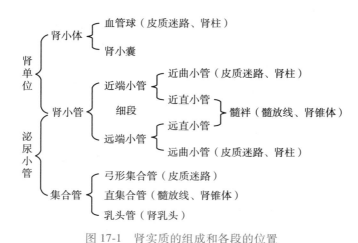

图17-1　肾实质的组成和各段的位置

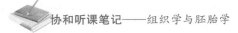

5．功能

（1）以形成尿液的方式排出体内的代谢废物。

（2）对人体的水盐代谢和离子平衡起调节作用。

（3）参与维持机体内环境的相对稳定。

（4）分泌多种生物活性物质。

（二）肾单位

肾单位是肾的结构与功能单位，由肾小体和肾小管组成。

1．肾小体　呈球形，直径约 $200\mu m$。由肾小囊和血管球组成。有两个极，微动脉出入的一端称血管极，对侧一端和近曲小管相连，称尿极。

（1）分类

1）浅表肾单位的肾小体：位于皮质浅层和中层，体积较小，髓袢较短，约占肾单位总数的 85%，在尿液形成中起重要作用。

2）髓旁肾单位的肾小体：位于皮质深部，体积较大，髓袢较长，约占肾单位总数的 15%，对尿液浓缩具有重要的生理意义。

（2）血管球（肾小球）

1）血管球是一种独特的动脉性毛细血管网。入球微动脉管径较出球微动脉粗，使得毛细血管内压较高。

2）血管球毛细血管基膜：较厚。在电镜下分 3 层，中层厚而致密，内、外层薄而稀疏。基膜主要成分为 IV 型胶原蛋白、层黏连蛋白和蛋白多糖。

3）血管系膜：又称球内系膜，连接于血管球毛细血管之间，主要由球内系膜细胞和系膜基质组成。

球内系膜细胞：形态不规则，细胞突起可伸至内皮与基膜之间；细胞核染色较深，细胞质含较发达的粗面内质网、高尔基复合体、溶酶体和吞噬体；细胞体和突起内有微管、微丝和中间丝。

系膜细胞为特化的平滑肌细胞，能合成基膜和系膜基质的成分；吞噬和降解沉积在基膜上的免疫复合物，防止免疫复合物沉积，以维持基膜的通透性，并参与基膜的更新和修复。

系膜基质：填充在系膜细胞之间，在血管球内起支持和通透作用。

（3）肾小囊

1）在胚胎时期肾小管的起始段膨大凹陷而成的杯状双层上皮囊。

2）外层（壁层）为单层扁平上皮，在肾小体的尿极处与近曲小管上皮相连续，在血管极处反折为肾小囊内层（或称脏层），两层上皮之间的狭窄腔隙为肾小囊腔，与近曲小管腔相通。

3）内层细胞称足细胞，细胞体较大，凸向肾小囊腔，细胞核染色较浅。电镜下，可见从细胞体发出几支粗大的初级突起，继而再分出许多指状次级突起，次级突起互相嵌合，呈栅栏状，紧贴在毛细血管基膜外面，其表面由一层带负电荷的唾液酸糖蛋白覆盖。

✎**主治语录：** 从细胞核着色情况看，球内系膜细胞最深，内皮细胞次之，足细胞最浅。

次级突起间有宽约 25nm 的裂隙，称裂孔，孔上覆盖一层 4~6nm 的裂孔膜。次级突起末端有微丝，收缩可改变裂孔的宽度，调节血管球的滤过率。足细胞还参与基膜形成和更新，维持血管球形状。

（4）滤过屏障

1）肾小体犹如滤过器，当血液流经血管球的毛细血管时，管内血压较高，血浆内部分物质经有孔内皮、基膜和足细胞裂孔膜滤入肾小囊腔。这三层结构统称滤过屏障或滤过膜。

2）分子量70kD以下、直径4nm以下的物质可通过滤过膜，其中又以带正电荷的物质易于通过，如葡萄糖、多肽、尿素、电解质和水等。

3）滤入肾小囊腔的滤液称原尿，原尿成分与血浆相似，不含大分子蛋白质。

4）若滤过膜受损害（如肾小球肾炎），则大分子蛋白质甚至血细胞均可通过滤过膜漏出，出现蛋白尿或血尿。

2. 肾小管 管壁由单层上皮构成，上皮外为基膜和极少量结缔组织。肾小管有重吸收原尿成分和排泄等作用。

（1）近端小管：是肾小管中最长、最粗的一段，长约14mm，约占肾小管总长的一半；管径 50~60μm，管腔不甚规则。分曲部和直部。

1）近曲小管：①其上皮细胞为立方形或锥形，细胞分界不清，细胞体较大，细胞质嗜酸性，细胞核圆，位于近基底部。上皮细胞腔面有刷状缘。②电镜下，可见刷状缘由大量较长的微绒毛整齐排列构成，使细胞游离面的表面积明显扩大。刷状缘的细胞膜中有丰富的碱性磷酸酶和ATP酶，参与细胞的重吸收功能。③微绒毛基部之间的细胞膜凹陷，形成顶小管和顶小泡，是细胞吞饮原尿中小分子蛋白质的方式。顶小泡与溶酶体结合后，吞饮物被降解。细胞侧面有许多侧突，相邻细胞的侧突相互嵌合。④细胞基部有发达的质膜内褶，含许多纵向杆状线粒体。侧突和质膜内褶使细胞侧面及基底面面积扩大，有利于重吸收物的排出。⑤基部质膜内还有丰富的 Na^+，K^+-ATP酶（钠泵），可将细胞内钠离子泵出。

2）近直小管：结构与曲部基本相似，上皮细胞较矮，微绒毛、侧突和质膜内褶等不如曲部发达。

3）功能：①重吸收原尿中几乎所有葡萄糖、氨基酸、蛋白质及大部分水、离子和尿素。②分泌 H^+、NH_3、肌酐和马尿酸等。③转运和排出血液中的酚红和青霉素等药物。

主治语录：临床上常利用马尿酸或酚红排泄试验来检测近端小管的功能。

（2）细段

1）结构：管径细，直径 $10 \sim 15 \mu m$，管壁为单层扁平上皮，细胞核椭圆形，含核部分突向管腔，细胞质着色较浅，无刷状缘。

2）功能：利于水和离子通透。

（3）远端小管：管腔较大而规则，管壁上皮细胞呈立方形，比近端小管细胞小，细胞核位于中央或靠近管腔，细胞质染色较近端小管浅，游离面无刷状缘。

1）远直小管：管径约 $30 \mu m$。电镜下，细胞表面有少量短而小的微绒毛，基底部质膜内褶发达，长内褶可伸达细胞顶部，基部质膜上有丰富的 Na^+，K^+-ATP 酶，能主动向间质运转 Na^+。

2）远曲小管：直径 $35 \sim 45 \mu m$，其超微结构与直部相似，但质膜内褶不如直部发达。

远曲小管细胞有吸收水、Na^+ 和排出 K^+、H^+、NH_3 等功能，是离子交换的重要部位，对维持体液的酸碱平衡发挥重要作用。功能活动受激素调节，醛固酮能促进此段重吸收 Na^+ 和排出 K^+；抗利尿激素能促进此段对水的重吸收，使尿液浓缩，尿量减少。

（4）近端小管与远端小管的比较，见表 17-1。

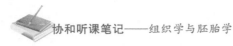

表 17-1　近端小管与远端小管的区别

对比项目		近端小管		远端小管	
		曲　部	直　部	直　部	曲　部
管径		粗		细	
管腔		小，不规则		大，规则	
上皮细胞	形状	立方形或锥形		立方形	
	核	近基底部		位于中央或靠近管腔	
	胞质	嗜酸性		染色较近端小管浅	
	刷状缘	发达	不如曲部发达	无	无
	质膜内褶	发达	不如曲部发达	发达	不如直部发达
功能		原尿重吸收成分的场所；分泌 H^+、NH_3、肌酐和马尿酸；转运和排出血液中的酚红和青霉素		主动向间质运转 Na^+	吸收水、Na^+ 和排出 K^+、H^+、NH_3 等

（三）集合管

1. 组成　全长 20~38mm，分为弓形集合管、直集合管和乳头管三段。

2. 结构特点　见表 17-2。

表 17-2　集合管的结构特点

分　类	位　置	上皮形态
弓形集合管	皮质迷路	单层立方
直集合管	髓放线和肾锥体内下行	单层立方增高为单层柱状
乳头管	肾乳头	高柱状

（1）弓形集合管很短，位于皮质迷路内，一端连接远曲小管，另一端呈弧形弯入髓放线，与直集合管相通。

（2）直集合管在髓放线和肾锥体内下行，至肾乳头处改称乳头管，开口于肾小盏。直集合管在髓放线下行时沿途有许多弓形集合管汇入。

（3）直集合管的管径由细变粗，管壁上皮由单层立方增高为单层柱状，至乳头管处成为高柱状。集合管上皮细胞分界清楚，细胞核圆，居中或靠近底部；细胞质染色浅于远端小管，甚至清亮。细胞超微结构比远端小管简单，细胞器少，细胞游离面仅有少量短微绒毛，也可见少量侧突和短小的质膜内褶。

3. 功能　能进一步重吸收水和交换离子，对尿液浓缩和维持体内酸碱平衡起重要作用。

4. 调节　受醛固酮和抗利尿激素的调节。

（四）球旁复合体

球旁复合体也称肾小球旁器，位于肾小体血管极，由球旁细胞、致密斑和球外系膜细胞组成。大致呈三角形，致密斑为三角形的底，入球微动脉和出球微动脉分别形成两条侧边，球外系膜细胞则位于三角区的中心。

1. 球旁细胞

（1）来源：入球微动脉行至近肾小体血管极处，管壁中平滑肌细胞分化为上皮样细胞。

（2）结构特点

1）体积较大，呈立方形，细胞核大而圆，细胞质弱嗜碱性。

2）电镜下，细胞内肌丝少，粗面内质网与高尔基复合体发达，有较多分泌颗粒，内含肾素。

（3）功能

1）肾素是一种蛋白水解酶，能使血浆中血管紧张素原转变为血管紧张素 I 。后者在肺血管内皮细胞游离面的转换酶的作用下，转变为血管紧张素 II 。

2）两种血管紧张素均可使血管平滑肌收缩，血压升高，但血管紧张素 II 的作用更强。血管紧张素还可刺激肾上腺皮质分泌醛固酮，促进肾远曲小管和集合管吸收 Na^+ 和水，导致血容量增大，血压升高。肾素-血管紧张素系统是机体调节血压的重要机制之一。

2. 致密斑

（1）来源：为远端小管靠近肾小体侧的上皮细胞形成的椭圆形斑。

（2）结构特点：上皮细胞呈柱状，排列紧密；细胞质色浅，细胞核椭圆形，位于近细胞顶部。基膜常不完整，细胞基部有细小突起与邻近球旁细胞和球外系膜细胞连接。

（3）功能：为离子感受器，感受远端小管内 Na^+ 浓度变化，并将信息传递给球旁细胞，改变肾素的分泌水平，继而调节远端小管和集合管对 Na^+ 的重吸收。

3. 球外系膜细胞（极垫细胞）

（1）结构特点：形态结构与球内系膜细胞相似，并与球旁细胞、球内系膜细胞之间有缝隙连接。

（2）功能：可能起信息传递作用。

（五）肾间质

1. 组成　包括肾内的结缔组织、血管、神经等。

2. 间质细胞

（1）定义：髓质中的成纤维细胞因形态和功能较特殊，被称为间质细胞。

（2）结构特点：呈不规则形或星形，其长轴与肾小管或集

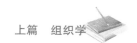

合管垂直，细胞质内除有较多细胞器外，还有较多脂滴。

（3）功能：产生前列腺素和促红细胞生成素。

1）前列腺素：可舒张血管，促进周围血管内的血液流动，加快重吸收水分的转运，从而促进尿液浓缩。

2）促红细胞生成素：可刺激骨髓中红细胞生成。

（六）肾的血液循环

1. 肾的血液循环　见图 17-2。

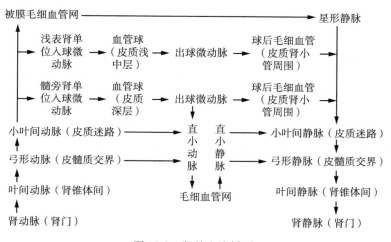

图 17-2　肾的血液循环

2. 特点

（1）血流量大，流速快，约占心输出量的 1/4，肾动脉直接发自腹主动脉，短而粗；肾内血管行走较直，血液能很快抵达血管球。

（2）90% 的血液供应皮质，进入肾小体后被滤过。

（3）入球微动脉较出球微动脉粗，使血管球内压较高，有利于滤过。

（4）两次形成毛细血管网。由于血液流经血管球时大量水分被滤出，因此球后毛细血管内血液的胶体渗透压很高，有利于肾小管上皮细胞重吸收的物质进入血液。

（5）髓质内的直小血管与髓袢伴行，有利于肾小管和集合管的重吸收和尿液浓缩。

二、输尿管

输尿管为排尿器官，其管壁分 3 层，由内向外为黏膜、肌层和外膜。

1. 黏膜　由变移上皮和固有结缔组织构成。黏膜形成许多纵行皱襞，管腔呈星形。黏膜的变移上皮较厚，有 4～5 层细胞，扩张时可变为 2～3 层。

2. 肌层　输尿管上 2/3 段的肌层为内纵行、外环行两层平滑肌；下 1/3 段肌层增厚，为内纵行、中环行和外纵行三层。

3. 外膜　为疏松结缔组织。

三、膀胱

1. 膀胱为重要的排尿器官，其组织结构与尿道基本相似，分为 3 层，即黏膜、肌层和外膜。

2. 黏膜形成许多皱襞，仅膀胱三角处的黏膜平滑。膀胱充盈时，皱襞减少或消失。

3. 膀胱空虚时变移上皮很厚，为 8～10 层细胞，表层盖细胞大，呈矩形；膀胱充盈时上皮变薄，仅 3～4 层细胞，盖细胞也变扁。

4. 电镜下，盖细胞游离面细胞膜有内褶和囊泡，膀胱充盈时内褶可展开拉平；细胞近游离面的胞质较为浓密，可防止膀

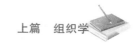

胱内尿液的侵蚀；<u>细胞间有极为发达的紧密连接，防止高度浓缩的尿液中各种离子进入组织，以及组织内的水进入尿液。</u>

5. 固有层含较多弹性纤维。

6. 肌层厚，由内纵行、中环行和外纵行三层平滑肌组成，各层肌纤维相互交错，分界不清。中层环行肌在尿道内口处增厚为括约肌。

7. 外膜除膀胱顶部为浆膜外，多为疏松结缔组织。

 精选习题

1. 肾小叶的组成是

    A. 两条髓放线之间的皮质迷路

    B. 一条髓放线及其周围的皮质迷路

    C. 肾锥体及其相连的皮质部分

    D. 一个肾锥体是一个肾小叶

    E. 一个集合小管及其相通连的肾单位

2. 肾小囊的特点之一是

    A. 为双层囊，血管球位于内层与外层之间

    B. 内层为立方上皮，与近端小管相连

    C. 外层为扁平上皮，包在毛细血管外面

    D. 是肾小管起始段膨大并凹陷而成的双层杯状囊

    E. 不参与组成肾小体滤过膜

参考答案： 1. B   2. D

第18章 男性生殖系统

核心问题

1. 生精小管的组织结构,精子的发生及形成,血-睾屏障的组成和功能意义。
2. 睾丸间质细胞的光镜结构、超微结构和功能。
3. 附睾的组织结构和功能。
4. 前列腺的组织结构和功能。

内容精要

一、概述

1. 组成 睾丸、生殖管道、附属腺及外生殖器。

2. 功能

(1) 睾丸:产生精子、分泌雄性激素。

(2) 生殖管道:促进精子成熟,营养、贮存和运输精子。

(3) 附属腺包括精囊、尿道球腺和前列腺。附属腺和生殖管道的分泌物参与精液的组成。

二、睾丸

睾丸位于阴囊中,呈略扁椭圆形。表面覆以浆膜,即鞘膜脏层，深部为致密结缔组织构成的白膜，白膜在睾丸后缘增厚形成睾丸纵隔。生精小管在接近睾丸纵隔处，变为短而直的直精小管，进入睾丸纵隔，相互吻合形成睾丸网。生精小管之间的疏松结缔组织称睾丸间质。

（一）生精小管

成人的生精小管长 $30 \sim 70cm$，直径 $150 \sim 250\mu m$，管壁厚 $60 \sim 80\mu m$，由生精上皮构成。生精上皮由支持细胞和生精细胞组成。生精上皮组成见图 18-1。

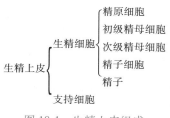

图 18-1　生精上皮组成

上皮基膜外侧有胶原纤维和梭形的肌样细胞。肌样细胞收缩有助于精子排出。

1. 生精细胞　精原细胞形成精子的过程称精子发生。自生精上皮基底部至腔面，依次有精原细胞、初级精母细胞、次级精母细胞、精子细胞和精子。

（1）精原细胞：紧贴基膜，呈圆形或卵圆形，直径 $12\mu m$。精原细胞分为 A、B 两型。

1）A 型精原细胞：核呈卵圆形，染色质细小，染色深，细胞核中央常见淡染区；或染色质密，染色浅。A 型精原细胞是生精细胞中的干细胞，不断地分裂增殖，一部分子细胞继续作为干细胞，另一部分分化为 B 型精原细胞。

2）B型精原细胞：核呈圆形，细胞核周边有较粗的染色质颗粒。B型精原细胞经过数次分裂后，分化为初级精母细胞。

A型精原细胞及B型精原细胞的分化见图18-2。

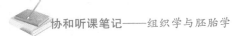

图18-2　A型精原细胞及B型精原细胞的分化

（2）初级精母细胞

1）位于精原细胞近腔侧，呈圆形，体积较大，直径约18μm。

2）细胞核大而圆，呈丝球状，内含或粗或细的染色质丝，核型为46，XY。

3）初级精母细胞经过DNA复制后，进行第一次减数分裂，形成两个次级精母细胞。

4）由于第一次减数分裂的分裂前期历时较长，故在生精小管切面中易见。

（3）次级精母细胞

1）位置靠近腔面，直径约12μm。

2）细胞核呈圆形，染色较深，核型为23，X或23，Y（2n DNA）。

3）次级精母细胞不进行DNA复制，迅速进入第二次减数分裂，产生两个精子细胞，核型为23，X或23，Y（1n DNA）。

4）由于次级精母细胞存在时间短暂，故在生精小管切面中

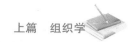

不易见到。

🖊 **主治语录**：减数分裂又称成熟分裂，仅见于生殖细胞的发育过程。经过两次减数分裂，染色体数目减少一半。

（4）精子细胞：位于近腔面，直径约 8μm。细胞核圆，染色质细密。精子细胞不再分裂，经过复杂的变态，由圆形细胞逐渐转变为蝌蚪状的精子，这一过程称精子形成，包括：

1）核染色质高度浓缩，细胞核变长，成为精子头部的主要结构。

2）由高尔基复合体形成顶体，位于细胞核的一端。

3）中心体迁移到细胞核的另一端，其中一个中心粒的微管延长，形成轴丝，成为精子尾部（或称鞭毛）的主要结构。

4）线粒体聚集，缠绕在轴丝的近细胞核段周围，形成线粒体鞘。

5）多余的细胞质汇聚于尾侧，形成残余胞质，最后脱落。

（5）精子：呈蝌蚪状，分头、尾两部。

1）头部：正面观呈卵圆形，侧面观呈梨形，长 4～5μm。头内有一个高度浓缩的细胞核，其前 2/3 有顶体覆盖。顶体是特殊的溶酶体，内含多种水解酶。

2）尾部分为颈段、中段、主段和末段 4 部分。构成尾部全长的轴心是轴丝，由 9+2 排列的微管组成，是精子运动的主要装置。轴丝外有 9 根纵行外周致密纤维。①颈段有中心粒。②中段的外侧包有线粒体鞘，是精子的能量供应中心。③主段最长，外周致密纤维外方有纤维鞘，这两种结构均辅助精子运动。④末段短，内仅有轴丝。

3）各级生精细胞有胞质桥相连，形成同步发育的同源细胞群。

2. 支持细胞（Sertoli 细胞）

（1）细胞呈不规则长锥体形，细胞体从生精上皮基底一直伸达腔面。光镜下细胞轮廓不清。细胞核近似卵圆形或呈三角形，染色浅，核仁明显。

（2）电镜下，细胞质内有大量滑面内质网和一些粗面内质网，高尔基复合体发达，线粒体和溶酶体较多，并有许多脂滴、糖原、微丝和微管。

（3）相邻支持细胞侧面的近基底部，细胞膜形成紧密连接，将生精上皮分成基底室和近腔室两部分。

1）基底室位于生精上皮基膜和支持细胞紧密连接之间，内有精原细胞。

2）近腔室位于紧密连接上方，与生精小管管腔相通，内有精母细胞、精子细胞和精子。

（4）功能

1）具有支持和营养作用。

2）合成和分泌雄激素结合蛋白（ABP），促进精子发生。

3）分泌抑制激素，维持雄激素结合蛋白分泌量的稳定。

4）产生睾丸液，有助于精子的运送。

5）吞噬精子细胞的残余胞质。

6）参与血-睾屏障构成。

（5）血-睾屏障

1）组成：毛细血管内皮及其基膜、结缔组织、生精上皮基膜和支持细胞的紧密连接。

2）功能：阻止血液中某些物质接触生精上皮，形成并维持有利于精子发生的微环境；能防止精子抗原物质逸出到生精小管外而引发自身免疫反应。

（二）睾丸间质

1. 位于生精小管之间，为疏松结缔组织，其中有睾丸间质细胞，又称 Leydig 细胞。该细胞成群分布，呈圆形或多边形，细胞核圆，细胞质嗜酸性。

2. 从青春期开始，睾丸间质细胞在黄体生成素刺激下，分泌雄激素，包括睾酮、雄烯二酮、双氢睾酮等。

3. 雄激素可启动和维持精子发生和男性生殖器官发育，以及维持第二性征和性功能。

（三）直精小管和睾丸网

1. 直精小管　生精小管近睾丸纵隔处短而细的直行管道，管壁上皮为单层立方或矮柱状，无生精细胞。

2. 睾丸网　直精小管进入睾丸纵隔内分支吻合成网状管道，由单层立方上皮组成，管腔大而不规则。

主治语录：来自生精小管的精子经直精小管和睾丸网运出睾丸，进入附睾。

（四）睾丸功能的内分泌调节

1. 腺垂体远侧部的促性腺激素细胞在下丘脑分泌的促性腺激素释放激素（GnRH）刺激下，分泌卵泡刺激素（FSH）和黄体生成素（LH）。

2. 在男性，LH 又称间质细胞刺激素（ICSH），可刺激间质细胞合成并分泌雄激素。

3. FSH 促进支持细胞合成雄激素结合蛋白（ABP），并与雄激素结合，促进精子发生。

4. 支持细胞分泌的抑制素和间质细胞分泌的雄激素又可以反馈抑制下丘脑 GnRH 和腺垂体 FSH 和 LH 的分泌。

5. 在生理状态下，各种激素的分泌保持相对恒定，若激素的分泌量或受体发生改变，会影响正常精子发生甚至导致性功能障碍。

三、生殖管道

男性生殖管道包括附睾、输精管及尿道，为精子成熟、贮存和输送提供有利的环境。

1. 附睾　分头、体、尾三部分。头部主要由输出小管组成。体部和尾部由附睾管组成。

（1）输出小管

1）为与睾丸网连接的 8~12 根弯曲小管，管腔不规则，上皮由高柱状纤毛细胞及低柱状细胞相间排列构成。①高柱状细胞游离面有大量纤毛，可促使精子向附睾管运行。②低柱状细胞含大量溶酶体及吞饮小泡，可吸收和消化管腔内物质。

2）远端与附睾管相连。

（2）附睾管

1）为一条长 4~6m、极度盘曲的管道，远端与输精管相连，管腔规则，腔内充满精子和分泌物。

2）上皮为假复层纤毛柱状上皮，由主细胞和基细胞组成。①主细胞：在附睾管起始段为高柱状，而后逐渐变低，至末段转变为立方形。细胞表面有粗而长的静纤毛。有分泌和吸收功能。②基细胞：矮小，呈锥形，位于上皮深层。

3）上皮外侧有薄层平滑肌和富含血管的疏松结缔组织。

（3）血-附睾屏障：位于主细胞近腔面的紧密连接处。能保护成熟中的精子不受外界干扰，隔离精子与免疫系统。

（4）精子在附睾内功能的成熟依赖于雄激素的存在，与附睾上皮细胞分泌的肉毒碱、甘油磷酸胆碱和唾液酸等密切相关。

2. 输精管

（1）壁厚腔小的肌性管道，管壁由黏膜、肌层和外膜组成。

（2）黏膜表面为较薄的假复层柱状上皮，固有层结缔组织中弹性纤维丰富。

（3）肌层厚，由内纵行、中环行和外纵行排列的平滑肌纤维组成。在射精时，肌层强力收缩，将精子快速排出。

四、附属腺

附属腺和生殖管道产生的分泌物及精子共同组成精液。

1. 前列腺　呈栗形，环绕于尿道起始段。腺的被膜与支架组织均由富含弹性纤维和平滑肌纤维的结缔组织组成。

（1）腺实质主要由 30~50 个复管泡状腺组成。可分 3 个带。

1）尿道周带（又称黏膜腺），最小，位于尿道黏膜内。

2）内带（又称黏膜下腺），位于黏膜下层。

3）外带（又称主腺），构成前列腺的大部。

（2）腺分泌部由单层立方、单层柱状和假复层柱状上皮交错构成。腺腔很不规则，可见圆形嗜酸性前列腺凝固体，其随年龄的增长而增多，可钙化成为前列腺结石。

（3）前列腺分泌物为稀薄的乳白色液体，富含酸性磷酸酶和纤维蛋白溶酶，还有柠檬酸和锌等物质。

主治语录： 老年人的前列腺增生多发生在黏膜腺和黏膜下腺。前列腺癌主要发生在腺的外带。

2. 精囊

（1）一对盘曲的囊状器官。

（2）黏膜向腔内突起形成皱襞，黏膜表面是假复层柱状上皮，细胞质内含有许多分泌颗粒和黄色的脂色素。黏膜外有薄的平滑肌层和结缔组织外膜。

（3）精囊分泌弱碱性的淡黄色液体，内含果糖、前列腺素等成分。果糖为精子的运动提供能量。

3. 尿道球腺　一对豌豆状的复管泡状腺。上皮为单层立方

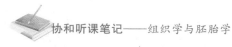

或单层柱状上皮，腺体分泌的黏液于射精前排出，以润滑尿道。

五、阴茎

1. 阴茎组成　由两条阴茎海绵体、一条尿道海绵体、白膜和皮肤组成。

2. 海绵体组成　主要由小梁和血窦构成。

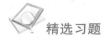精选习题

1. 下列哪项不是睾丸的结构
   - A. 鞘膜脏层
   - B. 白膜
   - C. 生精小管
   - D. 直精小管
   - E. 附睾管

2. 关于睾丸结构的描述错误的是
   - A. 白膜在睾丸后缘增厚形成睾丸纵隔
   - B. 白膜向实质内伸入，将实质分为睾丸小叶
   - C. 每个小叶内有 1~4 条弯曲细长的生精小管
   - D. 生精小管在近睾丸纵隔处成为直精小管
   - E. 直精小管在睾丸纵隔内吻合成睾丸网

参考答案：1. E　2. B

第 19 章　女性生殖系统

核心问题

1. 卵泡发育与成熟各阶段的形态，排卵，卵泡的内分泌功能。

2. 黄体的结构和功能。

3. 子宫内膜的周期性变化。

4. 输卵管的组织结构。

内容精要

一、概述

1. 组成　女性生殖系统由卵巢、输卵管、子宫、阴道和外生殖器组成。

2. 功能

（1）卵巢：产生卵细胞，分泌性激素。

（2）输卵管：受精场所，并输送生殖细胞。

（3）子宫：形成月经和孕育胎儿。

二、卵巢

（一）卵巢结构

1. 卵巢表面覆有单层扁平或立方形的表面上皮，上皮深部为薄层致密结缔组织构成的白膜。

2. 实质　分为外周的皮质和中央的髓质。

（1）皮质：较厚，由不同发育阶段的卵泡、黄体，以及富含梭形基质细胞和网状纤维的结缔组织等构成。

（2）髓质：较薄，为疏松结缔组织，含有较多的弹性纤维、血管、淋巴管和神经。

3. 卵巢一侧为卵巢门，此处基质内有少量平滑肌及门细胞。

4. 正常女性一生中排卵 400 余个，其余大部分卵泡均在发育的不同阶段退化为闭锁卵泡。

（二）卵泡的发育与成熟

卵泡是由卵母细胞（居中，1 个）和卵泡细胞（周围，多个）组成，呈球形。

卵泡发育大致经过原始卵泡、初级卵泡、次级卵泡和成熟卵泡 4 个阶段，其中初级卵泡和次级卵泡又称为生长卵泡。

1. 原始卵泡

（1）是处于静止状态的卵泡，体积小、数量多，位于皮质浅层。

（2）组成：一个初级卵母细胞和周围一层扁平的卵泡细胞。

1）初级卵母细胞：①呈圆形，体积大；核大而圆，略偏位，染色质稀疏浅染，核仁清楚；胞质丰富，嗜酸性。②电镜下，除可见一般细胞器外，核周围有层状排列的环层板。③由胚胎期卵原细胞分裂分化而来，随即进入第一次成熟分裂并长期停留在分裂前期，直至排卵前才完成分裂。

2）卵泡细胞：①单层排列，呈扁平形，胞体小，核扁圆，着色深。②与周围结缔组织之间有较薄的基膜，与卵母细胞之间有较多的缝隙连接，具有支持和营养卵母细胞的作用。

2. 初级卵泡　由原始卵泡发育形成，移向皮质深部。

（1）卵泡细胞由扁平形分化为立方形或柱状，进而增殖，由单层分化为多层；电镜下胞质内粗面内质网、游离核糖体及线粒体均增多，高尔基复合体也更加发达。

（2）初级卵母细胞增大，胞质增多；核变大，呈泡状，核仁染色深；电镜下胞质内环层板大多消失，高尔基复合体、粗面内质网、游离核糖体等均增多；浅层胞质出现皮质颗粒。

（3）初级卵母细胞与卵泡细胞间出现卵周间隙，内层卵泡细胞的突起和初级卵母细胞的微绒毛均伸向间隙，二者共同的分泌物形成较厚的嗜酸性膜，即透明带。

透明带由透明带蛋白（ZP）组成，主要有 ZP1、ZP2、ZP3 和 ZP4。卵泡细胞的突起与初级卵母细胞膜可形成缝隙连接，有利于物质的交换、信息沟通。

主治语录：ZP3 是第一精子受体，能与顶体完整的精子结合；ZP2 是第二精子受体，与精子顶体内膜结合。两者对精子与卵细胞之间的相互识别和特异性结合具有重要作用。

（4）随着初级卵泡体积增大，卵泡周围基质中的梭形细胞增殖分化形成卵泡膜。

3. 次级卵泡

（1）卵泡腔：卵泡细胞间出现大小不等的液腔，继而汇合成一个大腔，充满卵泡液，内含促性腺激素、雌激素、抗中肾旁管激素及多种生物活性物质。

（2）卵丘：由于卵泡腔不断扩大，迫使初级卵母细胞、透明带、放射冠与其周围的卵泡细胞逐渐居于卵泡腔一侧，突入卵泡腔。

（3）卵泡壁：分布于卵泡腔周边的卵泡细胞，又称颗粒层。颗粒层的卵泡细胞称为颗粒细胞。

（4）卵泡膜：分化成内、外两层。内膜层含有较多的血管和多边形的膜细胞，该细胞具有分泌类固醇激素细胞的结构特点；外膜层内的纤维较多、血管少，并有少量平滑肌纤维。

4. 成熟卵泡

（1）通常仅一个发育最佳的次级卵泡能够成熟（优势卵泡）。成熟卵泡可释放抑制素，负反馈作用于垂体，使卵泡刺激素分泌水平降低，导致其他次级卵泡退化。

（2）成熟卵泡体积大，直径可达 2cm，占据皮质全层并突向卵巢表面。卵泡腔变得很大，卵泡液增多；由于颗粒细胞停止增殖，颗粒层相应变薄，卵丘与周围卵泡细胞出现裂隙，逐渐与卵泡壁分离，处于排卵前期。

（3）在排卵前 36~48 小时，初级卵母细胞完成第一次成熟分裂，形成一个次级卵母细胞和第一极体，次级卵母细胞迅速进入第二次成熟分裂，并停滞在分裂中期。第一极体是一个很小的细胞，位于次级卵母细胞与透明带之间的卵周间隙内。

（4）次级卵泡与成熟卵泡具有内分泌功能，主要是膜细胞和颗粒细胞在垂体分泌的促性腺激素作用下协同合成分泌雌激素。

（5）膜细胞合成的雄激素在芳香化酶系的作用下转变为雌激素。合成的雌激素小部分进入卵泡腔，大部分释放入血，调节子宫内膜等靶器官的生理活动。

（三）排卵

1. 排卵　成熟卵泡破裂，从卵泡壁脱落的次级卵母细胞连同透明带、放射冠与卵泡液一起从卵巢排出的过程。

排卵时卵泡的变化：

（1）卵泡液剧增，使卵泡壁、白膜和表面上皮变薄。

（2）卵巢表面局部缺血形成透明的卵泡小斑。

（3）小斑处的胶原被胶原酶、透明质酸酶等解聚和消化。

（4）卵泡膜外层的平滑肌收缩，导致小斑破裂。

2. 生育期妇女，每隔 28 天左右排一次卵；两侧卵巢交替进行，一般一次只排一个卵，偶见排两个或两个以上者。

3. 排卵一般发生在月经周期的第 14 天左右。

4. 排卵后，次级卵母细胞若受精将继续完成第二次成熟分裂，产生一个单倍体的卵细胞和一个第二极体；次级卵母细胞若 24 小时内未受精，则退化被吸收。

（四）黄体

1. 黄体的形成　成熟卵泡排卵后，残留的卵泡壁连同卵泡膜及其血管一起向卵泡腔内塌陷，在 LH 的作用下逐渐发育成一个体积较大、富含血管的内分泌细胞团，新鲜时呈黄色。

2. 黄体细胞的组成与结构　见表 19-1。

表 19-1　黄体细胞的组成与结构

组成	体积	染色	数量	位置	功能
颗粒黄体细胞	较大	着色浅	多	黄体中央	分泌松弛素（抑制子宫平滑肌收缩）和孕酮
膜黄体细胞	较颗粒黄体细胞小	染色较深	较少	黄体周边	分泌雌激素

主治语录：颗粒黄体细胞和膜黄体细胞都具有分泌类固

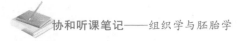

醇激素的细胞的结构特征。

3. 黄体的退化　取决于排出的卵是否受精。

（1）如未受精，仅维持 2 周即退化，称为月经黄体。

（2）如受精则可维持 6 个月，甚至更长时间，称为妊娠黄体。

月经黄体和妊娠黄体最终都将退化为结缔组织，即白体。白体可维持数月或数年。

（五）闭锁卵泡与间质腺

1. 闭锁卵泡　卵巢内的绝大多数在发育的不同阶段退化的卵泡。

（1）原始卵泡和初级卵泡退化时，卵母细胞形态变为不规则，卵泡细胞变小而分散，最后变性消失。

（2）次级卵泡和成熟卵泡闭锁时，卵母细胞膜皱缩，核偏位且固缩解体，内质网、线粒体等扩张、肿大，胞质溶解，最后消失；透明带皱缩，颗粒细胞松散，脱落到卵泡腔内，被中性粒细胞和巨噬细胞清除。

2. 间质腺　膜细胞体积增大，形成多边形细胞，胞质中充满脂滴，形似黄体细胞并被结缔组织和血管分隔成分散的细胞团索。能分泌雌激素。间质腺最后退化，由结缔组织所代替。

✎ 主治语录：人的间质腺不发达。

（六）门细胞

位于卵巢门近系膜处，细胞结构与睾丸间质细胞相似，为多边形或卵圆形，核圆形，核仁清楚，胞质嗜酸性，脂滴丰富。

三、输卵管

输卵管管壁由黏膜、肌层和浆膜组成。

1. 黏膜　向管腔形成纵行皱襞，壶腹部较多。由单层柱状上皮和固有层构成。

（1）上皮：主要由纤毛细胞和分泌细胞组成。

1）纤毛细胞：在漏斗和壶腹部最多，峡部和子宫部渐少；纤毛向子宫方向的摆动有助于卵子的运送和防止细菌的侵入。

2）分泌细胞：游离面无纤毛，有微绒毛，其分泌物构成输卵管液，含有氨基酸、葡萄糖、果糖及少量乳酸等，可营养和辅助运送卵子与受精卵。

（2）固有层：为薄层结缔组织，内含血管和平滑肌。

2. 肌层　为内环、外纵两层平滑肌，各段肌层厚薄不均，峡部肌层最厚。

3. 浆膜　由富含血管的疏松结缔组织和间皮构成。

四、子宫

子宫为肌性器官，腔小壁厚。

（一）子宫壁的结构

1. 内膜

（1）组成：子宫内膜由单层柱状上皮和固有层组成。

1）上皮由纤毛细胞和分泌细胞构成。

2）固有层由结缔组织及子宫腺和血管等组成。在结缔组织中有大量的分化程度较低的梭形或星形的基质细胞，其核大而圆，胞质较少，可合成及分泌胶原蛋白，并随子宫内膜的周期性变化而增生与分化。

（2）子宫腺：为内膜表面上皮向固有层凹陷形成的单管或分支管状腺；腺上皮主要是分泌细胞，纤毛细胞较少。

（3）螺旋动脉：子宫动脉分支通过肌层进入内膜，呈螺旋状走行，其对性激素反应敏感而迅速。

（4）子宫底部和体部的内膜，根据其结构和功能特点，可分浅、深两层。

1）浅层：为功能层，较厚，为靠近子宫腔的内膜部分，每次月经来潮时发生脱落，胚泡也在此层内植入。

2）深层：为基底层，较薄，为靠近肌层的内膜部分，该层在月经期和分娩时均不脱落并有较强的增生和修复能力，可以产生新的功能层。

2. 肌层　最厚，约1cm，由平滑肌束与束间结缔组织组成。

（1）结缔组织中有血管和各种结缔组织细胞，其中未分化间充质细胞尤为丰富。

（2）肌层大致可分为黏膜下层、中间层和浆膜下层。黏膜下层和浆膜下肌层较薄，主要由纵行平滑肌束组成；中间层较厚，由环行和斜行平滑肌束组成，并含有丰富的血管。

（3）子宫肌层的收缩活动，有助于精子向输卵管运行和经血排出以及胎儿娩出。

3. 外膜　大部分子宫底和体部为浆膜，宫颈处为纤维膜。

（二）子宫内膜的周期性变化

自青春期开始，子宫内膜（宫颈除外）在卵巢分泌的激素作用下出现周期性变化，即每隔28天左右发生一次内膜剥脱、出血、修复和增生，称为月经周期。

1. 增生期

（1）指月经周期的第5~14天。此间卵巢内有一些次级卵泡开始生长，向成熟卵泡发育，并分泌雌激素，故又称卵泡期。

（2）雌激素使子宫内膜由残存的基底层增生修复，表现为内膜梭形基质细胞分裂增殖，产生大量纤维和基质，内膜由1mm左右增厚达2~4mm。

（3）内膜结构变化

1）增生早期子宫腺短、直、细而少。

2）增生中期子宫腺增多、增长并轻度弯曲。

3）增生晚期腺细胞顶部有分泌颗粒，核下区糖原积聚，在染色切片上糖原被溶解而显示核下空泡。

4）增生末期子宫腺增长弯曲，腺腔增大，开始分泌，螺旋动脉更加伸长和弯曲。

2. 分泌期

（1）指月经周期第 15~28 天。此时黄体形成，又称黄体期。

（2）在黄体分泌的孕激素和雌激素作用下，子宫内膜继续增生变厚，达 5~7mm。

（3）内膜结构变化

1）子宫腺进一步变长、弯曲、腺腔扩大，糖原由腺细胞核下区转移到细胞顶部核上区，并以顶浆分泌方式排入腺腔，使腺腔内充满含有糖原等营养物质的黏稠液体。

2）固有层内组织液增多，呈水肿状态。

3）螺旋动脉继续增长变得更弯曲并伸入内膜浅层。

4）基质细胞继续分裂增殖，到分泌晚期部分细胞增大变圆，胞质内充满糖原和脂滴，称为前蜕膜细胞。妊娠时此细胞变为蜕膜细胞。

主治语录：如未妊娠，内膜功能层将脱落，转入月经期。

3. 月经期

（1）指月经周期的第 1~4 天。

（2）由于卵巢月经黄体退化，雌激素和孕激素骤然下降。

（3）内膜结构变化

1）子宫内膜功能层的螺旋动脉持续性收缩，使内膜缺血，子宫腺分泌停止，组织液减少，从而功能层发生萎缩坏死。

2）继而螺旋动脉又突然短暂扩张，致使功能层的血管破裂，血液流出并积聚在内膜浅部，最后与坏死的内膜一起剥落并经阴道排出，此即月经。

3）在月经期结束之前，内膜基底层残留的子宫腺上皮开始迅速增生，并向子宫腔表面推移，使子宫内膜上皮得到修复。

（三）子宫颈

子宫颈壁由黏膜、肌层和外膜组成。

1. 黏膜

（1）黏膜由上皮和固有层组成，并突向管腔皱襞。

（2）子宫颈管腔面上皮为单层柱状上皮，由较多分泌细胞、少量纤毛细胞及储备细胞构成。

1）分泌细胞呈柱状，其分泌黏液的功能也随雌激素和孕激素水平改变而发生周期性变化。

2）纤毛细胞游离面的纤毛朝阴道方向摆动，可促使相邻分泌细胞的分泌物排出并流向阴道。

3）储备细胞较小，散在于柱状细胞和基膜之间，分化程度较低，有增殖修复柱状上皮的功能。

（3）宫颈阴道部的黏膜上皮为复层扁平上皮。

主治语录：宫颈外口处，是单层柱状上皮与复层扁平上皮的移行区，此处是宫颈癌好发部位。

2. 肌层　肌层平滑肌纤维较少且分散，分布于致密结缔组织中。

3. 外膜　纤维膜。

（四）卵巢和子宫内膜周期性变化的神经内分泌调节

1. 子宫内膜的周期性变化受下丘脑-垂体-性腺轴调控。

2. 调节机制　　见图 19-1。

（1）下丘脑神经内分泌细胞产生的促性腺激素释放激素，使腺垂体远侧部嗜碱性细胞分泌卵泡刺激素和黄体生成素。

（2）卵泡刺激素可促进卵巢卵泡生长、发育成熟并分泌大量雌激素。

（3）卵巢分泌的雌激素可使子宫内膜从月经期转入增生期。当血中的雌激素达到一定浓度时，反馈作用于下丘脑和垂体，抑制卵泡刺激素的分泌，但促进黄体生成素的分泌。

（4）在黄体生成素和卵泡刺激素的协同作用下，卵泡成熟、排卵并形成黄体。

（5）黄体产生孕激素和雌激素，可促使子宫内膜进入分泌期变化。当血中的孕激素增加到一定浓度时，反馈作用于下丘脑和垂体，抑制黄体生成素的释放，于是黄体发生退化，血中孕激素和雌激素骤然减少，子宫内膜进入月经期。

（6）由于血中雌激素、孕激素的减少，又反馈作用于下丘脑和垂体，促使下丘脑和垂体释放卵泡刺激素，卵泡又开始生长发育。

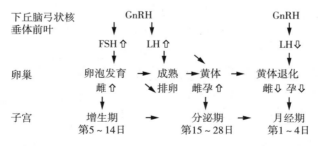

图 19-1　卵巢、子宫内膜的神经内分泌调节

五、阴道

阴道壁由黏膜、肌层和外膜组成。

1. 黏膜 向阴道腔内突起形成横行皱襞，由上皮和固有层构成。

（1）上皮为未角化的复层扁平上皮。

（2）固有层由含有丰富弹性纤维和血管的致密结缔组织构成。

2. 肌层 薄，由内环外纵行的平滑肌构成，两层分界不清。阴道外口有环形的骨骼肌构成的括约肌。

3. 外膜 为富于弹性纤维的致密结缔组织。

六、乳腺

（一）一般结构

1. 由结缔组织分隔为 15~25 个叶，每叶又分为若干小叶，每个小叶属一个复管泡状腺。

2. 腺泡上皮为单层立方或柱状，腺腔很小，腺细胞基底面有基膜，腺上皮和基膜之间有肌上皮细胞。

3. 导管包括小叶内导管、小叶间导管和总导管。

（1）小叶内导管：管壁多为单层立方上皮或柱状上皮。

（2）小叶间导管：管壁则为复层柱状上皮。

（3）总导管：又称输乳管，管壁为复层扁平上皮。

4. 小叶间结缔组织内有大量的脂肪细胞。

（二）功能

乳腺的功能是分泌乳汁、哺育婴儿，不属于女性生殖器官。

（三）静止期乳腺

1. 定义　指绝经前没有分泌功能的乳腺。

2. 结构特点　导管和腺体均不发达，腺泡小而少，脂肪组织和结缔组织极为丰富。

3. 随月经周期的变化　月经来潮前，腺泡与导管增生和充血，乳腺可略增大；月经停止后这一现象消失。

（四）活动期乳腺

1. 定义　妊娠期和授乳期的乳腺分泌乳汁，称为活动期乳腺。

2. 妊娠期

（1）妊娠期在雌激素和孕激素的作用下，乳腺内小导管和腺泡迅速增生，腺泡增大，结缔组织和脂肪组织相应减少。

（2）乳腺为顶浆分泌腺，第一次分泌给新生儿的乳汁叫初乳，与规律性的泌乳相比，它含有少量脂肪和多量蛋白质，富含抗体。

（3）初乳中还常含有吞噬脂滴的巨噬细胞，称为初乳小体。

3. 授乳期

（1）结构与妊娠期乳腺相似，但结缔组织更少，腺体发育更好，腺泡腔增大，腺泡可处于不同的分泌时期，腺上皮形态随分泌周期的时相不同而异，可呈高柱状、立方形，甚至呈扁平状，腺腔内充满乳汁。

（2）电镜下，腺细胞内粗面内质网和线粒体丰富，并可见分泌颗粒和脂滴。

（3）停止哺乳后腺体停止分泌，逐渐萎缩，结缔组织增多，乳腺进入静止期。

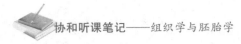

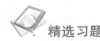精选习题

1. 受精时精子穿入
   A. 卵原细胞
   B. 初级卵母细胞
   C. 次级卵母细胞
   D. 次级卵泡
   E. 原始卵泡
2. 次级卵泡中的卵母细胞是

   A. 卵原细胞
   B. 初级卵母细胞
   C. 次级卵母细胞
   D. 成熟卵细胞
   E. 卵泡细胞

参考答案：1. C　2. B

下篇　胚　胎　学

第 20 章　胚胎学绪论

核心问题

1. 胚胎学的定义、研究内容和意义。
2. 胚胎学的研究方法。

内容精要

一、胚胎学的内容

1. 定义　胚胎学是研究从受精卵发育为新生个体的过程及其机制的科学，研究内容包括生殖细胞形成、受精、胚胎发育、胚胎与母体的关系、先天畸形等。

2. 胚胎发育（38 周，266 天）

（1）胚前期：从受精到第 2 周末二胚层胚盘出现。

（2）胚期：从第 3 周至第 8 周末，胚期末，胚的各器官、系统与外形发育初具雏形。

（3）胎期：从第 9 周至出生，此期内的胎儿逐渐长大，各

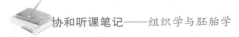

器官、系统继续发育成形，部分器官出现一定的功能活动。

主治语录：从第26周胎儿至出生后4周的新生儿发育阶段被称为围生期。此时期的母体与胎儿及新生儿的保健医学称围生医学。

3. 分支学科

（1）描述胚胎学：观察胚胎发育的外形的演变，从原始器官到永久性器官的演变，系统的形成，细胞的增殖、迁移和凋亡等，是胚胎学的基础内容。

（2）比较胚胎学：比较不同种系动物（包括人类）的胚胎发育，探讨生物进化过程及其内在联系。

（3）实验胚胎学：通过实验手段，研究胚胎发育的内在规律和机制。

（4）化学胚胎学：应用化学、生物化学和组织化学技术研究胚胎发生过程中细胞和组织内某些化学物质的变化和形态发生的化学基础，探讨胚胎发生的机制。

（5）分子胚胎学：用分子生物学的理论和技术研究受精、植入、细胞分化、组织诱导、细胞迁移等生物学过程的分子基础，探索胚胎发生过程中基因表达的时间顺序、空间分布与调控因素，研究基因表达产物即各种蛋白质在胚胎发育中的作用，阐明胚胎发育的分子过程和机制。

（6）生殖工程：通过人工介入早期生殖过程，以获得人们期望的新生个体。试管婴儿和克隆动物是该领域中最著名的成就。

二、胚胎学的研究方法

胚胎学的研究方法：鸡胚实验；胚胎切片和活体观察；转基因动物实验；示踪技术；显微操作术；胚胎干细胞技术；基

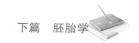

因编辑技术；体细胞克隆技术。

三、学习胚胎学的意义

1. 对于医学生来说，有助于了解生命个体的发生和发育，理解解剖学、组织学、病理学、遗传学等学科中的某些内容。

2. 妇产科医生对孕妇进行正确的妊娠跟踪和保健指导；先天性畸形的检测和防治；生殖工程。

3. 为妇产科学、男科学、生殖工程、儿科学、矫形外科学、肿瘤科学等临床学科提供了必要的基础知识。

 精选习题

1. 胚期是指
　　A. 受精卵形成到 2 周末
　　B. 第 1 周到第 8 周末
　　C. 第 3 周到第 8 周末
　　D. 第 5 周到第 8 周末
　　E. 第 9 周到出生

2. 人胚胎在母体子宫内的发育经历

A. 18 周
B. 28 周
C. 38 周
D. 48 周
E. 58 周

参考答案：1. C　2. C

第21章　胚胎发生总论

核心问题

1. 胚泡植入，人胚胎前3周的发育过程。
2. 人胚胎第4~8周的发育过程。
3. 了解胚胎各期外形特征和胚胎龄的测算。
4. 胎膜的形成、结构和功能。
5. 胎盘的结构与功能。

内容精要

从受精卵到胎儿出生，历时约266天，分为胚前期、胚期和胎期3个阶段。从胚前期到胚期，受精卵发育为初具人形的胎儿，这是整个胚胎发育的关键时期。本章叙述胚胎总体的发生过程，以及胚胎与母体的关系。

一、生殖细胞和受精

（一）生殖细胞

生殖细胞又称配子，包括精子和卵子。

1. 精子

（1）精子为单倍体细胞，核型为23，X或23，Y，具有定向运动的能力和使卵子受精的潜力，无释放顶体酶、穿过卵子周围的放射冠和透明带的能力。

（2）精子头的外表面被一层来自精液中的糖蛋白覆盖，能阻止顶体酶释放。

（3）精子获能：精子通过子宫和输卵管时，来自精液中的糖蛋白被去除，从而使精子获得了使卵子受精的能力。

（4）精子在女性生殖管道内的受精能力一般可维持1天。

2. 卵子

（1）从卵巢排出的卵子处于第二次减数分裂的中期，进入并停留在输卵管壶腹部。

（2）当与精子相遇，受到精子穿入其内的激发，卵子才完成第二次减数分裂。

（3）若未受精，则在排卵后12~24小时退化。

（二）受精

1. 定义　指精子与卵子结合形成受精卵的过程，一般发生在输卵管壶腹部。

2. 受精过程

（1）第一阶段：大量获能的精子接触到卵子周围的放射冠时，即释放顶体酶，解离放射冠的卵泡细胞，这样部分精子可直接触及透明带。

（2）第二阶段

1）接触到透明带的精子与透明带上的精子配体蛋白ZP3结合，后者进一步介导顶体反应，使顶体继续释放顶体酶，在透明带中溶蚀出一条孔道，使精子头部接触到卵子表面。

2）顶体反应：精子释放顶体酶，溶蚀放射冠和透明带的过程。

（3）第三阶段

1）精子头侧面的细胞膜与卵子细胞膜融合，随即精子的细胞核及细胞质进入卵子内，精子与卵子的细胞膜融合为一体。

2）透明带反应：精卵结合后，卵子浅层胞质内的皮质颗粒立即释放溶酶体酶，使透明带结构发生变化，特别是使ZP3分子变性，不能再与精子结合，从而阻止了其他精子穿越透明带。

主治语录：透明带反应保证了正常的单精受精。

3）与此同时，卵子迅速完成第二次减数分裂，并产生一个几乎没有细胞质的第二极体。此时雄原核和雌原核形成，并逐渐在细胞中部靠拢，核膜消失，染色体混合，形成二倍体的受精卵，又称合子。

4）进入卵子的精子尾部结构退化消失。

3. 受精的意义

（1）恢复细胞的二倍体核型。

（2）受精决定新个体的遗传性别。

（3）受精卵开始进行细胞分裂，启动了胚胎发育的进程。

二、胚泡形成和植入

（一）卵裂和胚泡形成

1. 卵裂　合子到胚泡的过程，见图21-1。

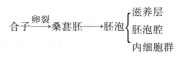

图 21-1　合子到胚泡的过程

（1）卵裂：受精卵的有丝分裂过程。

（2）卵裂球：卵裂产生的子细胞。

（3）桑葚胚：到第 3 天，卵裂球数达 12~16 个，共同组成一个实心胚，外观如桑葚。

2. 胚泡的形成

（1）于第 4 天，桑葚胚进入子宫腔，其细胞继续分裂，当卵裂球数达到 100 个左右时，细胞间出现若干小的腔隙，逐渐汇合成一个腔，腔内充满来自子宫腔内的液体。此时透明带溶解，胚呈现为囊泡状，故称胚泡。

（2）胚泡中心为胚泡腔。

（3）胚泡壁由单层细胞构成，与吸收营养有关，称滋养层。

（4）内细胞群：位于胚泡腔内一侧的一群细胞，细胞具有多种分化潜能。

（5）位于内细胞群一端的滋养层称极端滋养层，又称胚端滋养层，其覆盖于内细胞群的表面。极端滋养层与胚泡植入有关。

（二）植入

1. 定义　胚泡进入子宫内膜的过程称植入，又称着床。

2. 时间　植入于受精后第 5~6 天开始，第 11~12 天完成。

3. 部位　通常在子宫的体部和底部，最多见于后壁。

4. 过程

（1）植入时极端滋养层首先与子宫内膜上皮接触并黏附，分泌蛋白水解酶，在内膜溶蚀出一个缺口，胚泡陷入缺口，逐渐被包埋其中。

（2）在植入过程中，滋养层细胞迅速增殖，滋养层增厚，并分化为合体滋养层和细胞滋养层。

（3）胚泡全部植入子宫内膜后，缺口修复，植入完成。

5. 蜕膜反应　植入时的子宫内膜正处于分泌期，植入后血液供应更丰富，腺体分泌更旺盛，基质细胞变得十分肥大，富含糖原和脂滴，内膜进一步增厚。子宫内膜的这些变化称蜕膜反应。

6. 蜕膜

（1）基蜕膜：位于胚深面。

（2）包蜕膜：覆盖在胚的子宫腔侧。

（3）壁蜕膜：是子宫其余部分的蜕膜。

7. 异位植入

（1）前置胎盘：植入位于子宫颈处。

（2）异位妊娠：植入在子宫以外部位，常发生在输卵管。

三、胚层的形成

（一）二胚层胚盘及其结构的形成

1. 在第 2 周胚泡植入过程中，内细胞群增殖分化，逐渐形成圆盘状的胚盘。

2. 胚盘由两个胚层组成，也称二胚层胚盘。邻近滋养层的一层柱状细胞为上胚层，靠近胚泡腔侧的一层立方细胞为下胚层。

主治语录：胚盘是人体发生的原基。

3. 上胚层细胞增殖，其内出现一个充满液体的小腔隙，称羊膜腔，腔内液体为羊水。贴靠细胞滋养层的一层上胚层细胞形状扁平，称成羊膜细胞，它们形成最早的羊膜，并与上胚层的其余部分共同包裹羊膜腔，其所形成的囊称羊膜囊。上胚层构成羊膜囊的底。

4. 下胚层周缘的细胞向腹侧生长延伸，形成由单层扁平上皮细胞围成的另一个囊，即卵黄囊。下胚层构成卵黄囊的顶。

5. 此时胚泡腔内出现松散分布的星状细胞和细胞外基质，

充填于细胞滋养层和卵黄囊、羊膜囊之间，形成胚外中胚层。继而胚外中胚层细胞间出现腔隙，腔隙逐渐汇合增大，在胚外中胚层内形成一个大腔，称胚外体腔。

6. 随着胚外体腔的扩大，二胚层胚盘和其背腹两侧的羊膜囊、卵黄囊仅由少部分胚外中胚层与滋养层直接相连，这部分胚外中胚层称体蒂。体蒂将发育为脐带的主要成分。

（二）三胚层胚盘及其结构的形成

1. 结构

（1）第 3 周初，上胚层部分细胞增殖较快，并向胚盘一端中线迁移，在中轴线上聚集形成一条纵行的细胞柱，称原条。

（2）原条的头端略膨大，为原结。

（3）在原条的中线出现浅沟称原沟，原结的中心出现浅凹称原凹。

2. 三胚层胚盘的形成

（1）原沟深部的细胞不断增殖，并在上、下胚层之间向周边扩展迁移。

（2）一部分细胞在上、下两胚层之间形成一个夹层，称胚内中胚层，即中胚层，它在胚盘边缘与胚外中胚层衔接。

（3）另一部分细胞进入下胚层，并逐渐全部置换了下胚层的细胞，形成一层新的细胞，称内胚层。

（4）在内胚层和中胚层出现之后，原上胚层改称外胚层。于是，在第 3 周末，三胚层胚盘形成，三个胚层均起源于上胚层。

3. 从原凹向头端增生迁移的细胞，在内、外胚层之间形成一条单独的中胚层细胞索，称脊索，在早期胚胎起一定支架作用。

4. 在脊索的头侧和原条的尾侧，各有一个无中胚层的小区，此处内、外胚层相贴，呈薄膜状，分别称口咽膜和泄殖腔膜。

5. 若原条细胞残留，在未来人体骶尾部可增殖分化，形成由多种组织构成的畸胎瘤。

四、三胚层的分化和胚体形成

（一）三胚层的分化

第4~8周，3个胚层逐渐分化形成各种器官的原基。

1. 外胚层的分化　脊索形成后，诱导其背侧中线的外胚层增厚呈板状，称神经板。构成神经板的这部分外胚层，也称神经外胚层，而其余部分常称表面外胚层。

（1）神经外胚层

1）神经板→神经沟形成；神经褶融合；前、后神经孔闭合→神经管→演化为中枢神经系统（脑、脊髓、松果体、神经垂体和视网膜等）。

主治语录：前、后神经孔未闭合，将会分别导致无脑畸形和脊髓裂。

2）神经板外侧缘的细胞→神经嵴→周围神经系统（脑、脊、自主神经节，周围神经），肾上腺髓质等。

（2）表面外胚层→表皮及皮肤附属器、牙釉质、角膜上皮、晶状体、内耳膜迷路、腺垂体、口腔、鼻腔及肛管下段的上皮等。

2. 中胚层的分化

（1）轴旁中胚层→体节（42~44对）→背侧的真皮、骨骼肌和中轴骨。

（2）间介中胚层→泌尿生殖系统。

（3）侧中胚层

1）体壁中胚层→胸腹、四肢的真皮、骨骼肌、骨骼和血管等。

2）脏壁中胚层→消化、呼吸系统的肌组织、血管、结缔组织和间皮等。

3）胚内体腔→心包腔、胸膜腔、腹膜腔。

3. 内胚层的分化　内胚层被包入胚体形成原始消化管，将分化为咽喉及其以下的消化管、消化腺、呼吸道和肺的上皮组织，以及中耳、甲状腺、甲状旁腺、胸腺、膀胱等器官的上皮组织。

（二）胚体的形成

1. 伴随三胚层的分化，胚盘边缘向腹侧卷折形成头褶、尾褶和左右侧褶，扁平形胚盘逐渐变为圆柱形的胚体。

2. 胚盘卷折的原因

（1）胚盘中轴部由于神经管和体节的生长而向背侧隆起，又由于外胚层的生长速度快于内胚层，这样导致了侧褶，使外胚层包于胚体外表，内胚层被卷到胚体内部。

（2）胚体头尾方向的生长速度快于左右侧向的生长；头端由于脑和颜面器官的发生，故其生长速度又快于尾端，因而胚盘卷折为头大尾小的圆柱形胚体，胚盘边缘则卷折到胚体腹侧，并逐渐靠拢，最终在成脐处会聚。

3. 圆柱形胚体形成的结果

（1）胚体凸入羊膜腔，浸泡于羊水中。

（2）体蒂和卵黄囊于胚体腹侧中心合并，外包羊膜，形成脐带。

（3）口咽膜和泄殖腔膜分别转到胚体头和尾的腹侧。

（4）外胚层包于胚体外表。

（5）内胚层卷折到胚体内部，形成头尾方向的原始消化管，

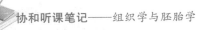

其中段的腹侧与卵黄囊相通（二者相连的一段卵黄囊相对狭窄，称卵黄蒂），头端由口咽膜封闭，尾端由泄殖腔膜封闭。

主治语录：至第8周末，胚体外表已可见眼、耳、鼻及四肢，初具人形。

五、胎膜和胎盘

胎膜和胎盘是对胚胎起保护、营养、呼吸、排泄等作用的附属结构，不参与胚胎本体的形成。有的结构还有内分泌功能。胎儿娩出后，胎膜、胎盘即与子宫壁分离，并被排出体外，总称衣胞。

（一）胎膜

胎膜包括绒毛膜、羊膜、卵黄囊、尿囊和脐带。

1. 绒毛膜

（1）组成：由绒毛膜板、各级绒毛干及绒毛组成。

1）绒毛膜板：由滋养层和衬于其内面的胚外中胚层组成。

2）初级绒毛干：由外表的合体滋养层和内部的细胞滋养层组成。

3）次级绒毛干：第3周时，胚外中胚层伸入绒毛干内，改称次级绒毛干。

4）三级绒毛干：绒毛干里的胚外中胚层间充质分化为结缔组织和血管，并与胚体内的血管相通，此时改称三级绒毛干。

5）绒毛：各级绒毛干的表面都发出分支，形成许多细小的绒毛。

（2）细胞滋养层壳，使绒毛膜与子宫蜕膜牢固连接。

（3）绒毛间隙内充满来自子宫螺旋动脉的母体血，绒毛浸浴其中。

✎ **主治语录：** 胚胎通过绒毛汲取母血中的营养物质并排出代谢产物。

（4）平滑绒毛膜：包蜕膜侧的血供匮乏，绒毛逐渐退化、消失。

（5）丛密绒毛膜：基蜕膜侧的血供充足，该处绒毛反复分支，生长茂密。

（6）滋养层细胞过度增生，绒毛内结缔组织变性水肿，血管消失，胚胎发育受阻，绒毛呈葡萄或水泡状，称葡萄胎或水泡状胎块。若滋养层细胞癌变，则称绒毛膜癌。

2. 羊膜

（1）羊膜为半透明薄膜，由一层羊膜上皮和少量胚外中层构成，内无血管。

（2）羊膜腔的扩大逐渐使羊膜与绒毛膜相贴，胚外体腔消失。

（3）羊水

1）妊娠早期由羊膜分泌和吸收。妊娠中晚期，胎儿吞饮和消化系统、泌尿系统的排泄物及脱落的上皮细胞进入羊水，羊水变得浑浊。

2）作用：①羊膜和羊水在胚胎发育中保护胚胎。②临产时，扩张宫颈与冲洗产道。

3）羊水量：①正常：1000~1500ml（足月时）。②羊水过少：500ml 以下（胎儿无肾或尿道闭锁可致羊水过少）。③羊水过多：2000ml 以上（无脑畸形或消化道闭锁可致羊水过多）。

4）羊水检查：可以了解胎儿性别、早期诊断某些先天性异常。

3. 卵黄囊　位于原始消化管腹侧。人胚胎卵黄囊被包入脐带后，其与原始消化管相连的部分相对狭窄，称卵黄蒂。卵黄蒂于第 6 周闭锁，卵黄囊逐渐退化。

4. 尿囊　从卵黄囊尾侧向体蒂内伸出的一个盲管→脐尿管→脐中韧带。尿囊壁的胚外中胚层→尿囊动脉、尿囊静脉→脐动脉、脐静脉。

5. 脐带

（1）组成：羊膜、黏液性结缔组织、闭锁的卵黄囊、脐尿管、2 条脐动脉和 1 条脐静脉。

（2）作用：通过脐血管进行物质运输。

（3）长度：胎儿出生时，脐带长 40～60cm，粗 1.5～2cm。

主治语录：

脐带过短，分娩时易引起胎盘早剥，造成出血过多。

脐带过长，易缠绕胎儿四肢或颈部，可致局部发育不良或胎儿窒息死亡。

（二）胎盘

1. 胎盘的结构

（1）由胎儿的丛密绒毛膜与母体的基蜕膜组成，圆盘形结构。

（2）足月胎儿的胎盘重约 500g，直径 15～20cm，中央厚，周边薄，平均厚约 2.5cm。

（3）胎儿面与母体面的形态

1）胎儿面光滑，覆有羊膜，脐带附于中央或稍偏，透过羊膜可见脐血管分支。

2）母体面粗糙，为剥脱后的基蜕膜，可见 15～30 个由浅沟分隔的胎盘小叶（每个小叶含 1～4 根绒毛干及其分支）。

（4）绒毛膜板发出 40～60 根绒毛干，绒毛干又发出许多细小绒毛，绒毛干的末端以细胞滋养层壳固着于基蜕膜。

（5）脐血管的分支沿绒毛干进入绒毛内，形成毛细血管。

（6）绒毛干之间为绒毛间隙，内有胎盘隔。

（7）绒毛间隙内充满母体血液，绒毛浸泡其中。

2. 胎盘的血液循环和胎盘屏障

（1）血液循环：胎盘内有母体和胎儿两套血液循环系统（图 21-2）。

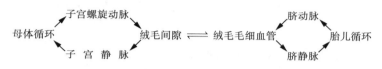

图 21-2　母体循环和胎儿循环的关系

1）母体动脉血从子宫螺旋动脉流入绒毛间隙，在此与绒毛内毛细血管的胎儿血进行物质交换后，再经子宫静脉，流回母体。

2）胎儿静脉性质的血经脐动脉及其分支，流入绒毛毛细血管，与绒毛间隙内的母体血进行物质交换，从而成为动脉性质的血，后经脐静脉回流到胎儿。

<u>主治语录</u>：母体和胎儿的血液在各自封闭的管道内循环，互不相混，但可进行物质交换。

（2）胎盘屏障（胎盘膜）：胎儿血与母体血在胎盘内进行物质交换所通过的结构。

1）早期胎盘屏障由合体滋养层、细胞滋养层和基膜、薄层绒毛结缔组织及毛细血管基膜和内皮组成。

2）发育后期，胎盘屏障变薄，仅隔以绒毛毛细血管内皮和薄层合体滋养层及两者的基膜，更有利于物质交换。

3. 胎盘的功能

（1）物质交换：获得营养物质和 O_2，排出代谢产物和 CO_2。

（2）内分泌功能：分泌人绒毛膜促性腺激素（hCG）、人胎

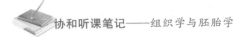

盘催乳素、孕激素和雌激素。

六、胚胎各期外形特征和胚胎龄的推算

胚胎学者则常用受精龄，即从受精之日为起点推算胚胎龄。通过各期胚胎的外形特征和平均长度，以此作为推算胚胎龄的依据。胎龄的推算，主要根据颜面、皮肤、毛发、四肢、外生殖器等的发育状况，并参照身长、足长和体重等。

七、双胎、多胎和联胎

1. 双胎（孪生）

（1）种类

1）双卵孪生：双胎来自两个受精卵，它们有各自的胎膜与胎盘，性别相同或不同，相貌和生理特性的差异如同一般兄弟姐妹，仅是同龄而已。

2）单卵孪生：一个受精卵发育为两个胚胎，这种孪生儿的遗传基因完全一样，因此性别一致，相貌、体态和生理特征等也极相似。

（2）单卵孪生的成因

1）从受精卵发育出两个胚泡，分别植入，两个胎儿有各自的羊膜腔和胎盘。

2）一个胚泡内出现两个内细胞群，各发育为一个胚胎，位于各自的羊膜腔内，但共享一个胎盘。

3）一个胚盘上出现两个原条与脊索，形成两个神经管，发育为两个胚胎，孪生儿位于同一个羊膜腔内，也共享一个胎盘。

2. 多胎　一次娩出两个以上新生儿为多胎。其原因可以是单卵性、多卵性或混合性，以混合性为多。

3. 联体双胎　是指两个未完全分离的单卵双胎。

精选习题

1. 受精的部位一般在
   A. 子宫体部或底部
   B. 输卵管峡部
   C. 输卵管壶腹部
   D. 输卵管漏斗部
   E. 腹腔内
2. 植入子宫内膜的结构是

   A. 受精卵
   B. 卵裂球
   C. 桑葚胚
   D. 胚泡
   E. 胚盘

参考答案：1. C　2. D

第 22 章　颜面和四肢的发生

核心问题

1. 额鼻突、鳃弓的发生。
2. 颜面与腭的形成过程及其先天性畸形的形成。
3. 肢体的发生及常见先天性畸形。

内容精要

一、鳃器的发生

第 4~5 周。

1. 额鼻突与心隆起出现。

2. 鳃弓　左右对称、背腹走向的 6 对柱状弓形隆起。

3. 鳃沟　相邻鳃弓之间的 5 对条形凹陷。

4. 咽囊　原始消化管头段（原始咽）侧壁内胚层向外膨出，形成左右 5 对囊状突起。

5. 鳃膜　咽囊顶壁的内胚层与鳃沟底壁的外胚层及二者之间的少量间充质构成鳃膜。

6. 鳃器　鳃弓、鳃沟、鳃膜与咽囊的统称。

　　主治语录：人胚早期鳃器的出现，是个体发生重演种系发生的现象，也是生物进化与人类起源的佐证。

二、颜面的形成

　　1. 口腔的形成

　　（1）第一鳃弓腹侧份分为上颌突与下颌突。

　　（2）上颌突→上唇的外侧部分与上颌。

　　（3）人胚第 5 周，左右下颌突在中线融合→下颌与下唇。

　　（4）口凹（原始口腔）：额鼻突、左右上颌突、已愈合的左右下颌突围成的一个宽大的凹陷。其底为口咽膜。

　　口凹→口咽膜破裂→口咽相通。

　　2. 鼻腔的形成

　　（1）额鼻突下部形成左右一对鼻板。

　　（2）鼻板中央凹陷为鼻窝。

　　（3）鼻窝周缘内侧和外侧的突起分别称内侧鼻突和外侧鼻突。

　　（4）左右内侧鼻突渐融合→鼻梁和鼻尖。

　　（5）内侧鼻突与上颌突融合→上唇的正中部分和人中。

　　（6）外侧鼻突→鼻的侧壁和鼻翼。

　　（7）额鼻突的其他部分→前额。

　　（8）鼻梁、鼻尖等结构的形成，原来向前方开口的鼻窝逐渐转向下方，成为外鼻孔。鼻窝向深部扩大，形成原始鼻腔。

　　鼻板→鼻窝→原始鼻腔→口鼻膜破裂→与原始口腔相通。

　　3. 原始口腔的开口宽大，随着两侧上、下颌突向中线会拢及上、下唇的形成，同侧的上、下颌突从分叉处向中线方向融合形成颊，口裂逐渐缩小。

　　4. 眼最初发生于额鼻突的外侧，两眼相距较远；随着颅脑的迅速增大以及上颌与鼻的形成，两眼逐渐向中线靠近，并处于同一平面。

5. 外耳道由第 1 鳃沟演变而成，鳃沟周围的间充质增生形成耳郭。开始，外耳的位置很低，后来随着下颌与颈的发育逐渐移向后上方。

主治语录：至第 8 周末，胚胎颜面初具人貌。

三、腭的发生与口腔、鼻腔的分隔

1. 腭的发生

（1）腭起源于正中腭突与外侧腭突两部分。

（2）左右内侧鼻突融合后，向原始口腔内长出一短小的突起，称正中腭突，将演化为腭前部的一小部分。

（3）左右上颌突向原始口腔内长出一对扁平的突起，称外侧腭突。形成腭的大部分。

（4）腭前部间充质骨化为硬腭，后部则为软腭。

（5）软腭后缘正中组织增生突起，形成腭垂。

2. 腭将原始口腔与原始鼻腔分隔成为永久口腔和鼻腔。

3. 伴随腭的形成，额鼻突和内侧鼻突的外胚层和中胚层组织增生，向原始鼻腔内长出板状隔膜，即鼻中隔。向下生长，最终与腭在中线融合，将鼻腔一分为二。

主治语录：鼻腔的两外侧壁各发生 3 个皱襞，分别形成上、中、下 3 个鼻甲。

四、舌的发生

1. 舌发生在口腔与咽的头端底部。

2. 第 4 周末，左、右下颌突内侧面的间充质增生，向口腔

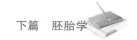

内形成 3 个突起，前方的一对称侧舌膨大，后方正中者称奇结节。

侧舌膨大左右融合→舌体的大部分。

奇结节→舌盲孔前方舌体的一小部分。

3. 第 2、3、4 鳃弓腹侧端之间的间充质增生，凸向咽腔，形成联合突（→舌根）和会厌突（→会厌）。

4. 舌体与舌根融合处形成"V"形界沟，沟顶点即舌盲孔。

五、牙的发生

第 6 周时，口凹边缘的外胚层增生，沿上、下颌形成"U"形的牙板。牙板上皮向深部中胚层内生长，在上、下颌内先后各形成 10 个圆形突起，称牙蕾。牙蕾发育增大，间充质从其底部进入，形成牙乳头，牙蕾的外胚层组织成为帽状的造釉器，造釉器和牙乳头周围的间充质形成牙囊。

主治语录：造釉器、牙乳头和牙囊共同构成乳牙原基。

1. 釉质的形成

（1）造釉器分化为三部分

1）外层为由单层立方或扁平细胞组成的外釉上皮。

2）内层为由单层柱状细胞（成釉质细胞）组成的内釉上皮。

3）内、外上皮之间为星状细胞组成的釉网。

（2）釉质的形成是从牙冠尖部开始，逐渐向牙颈部扩展。

（3）随着釉质增厚，成釉质细胞渐向浅部迁移，最后与外釉上皮相贴，共同组成牙小皮，覆盖于牙釉质表面，釉网则退化消失。婴儿出牙时，牙小皮随之消失。

2. 牙本质的形成

（1）牙乳头靠近内釉上皮的间充质细胞分化为一层柱状的

成牙本质细胞。

（2）成牙本质细胞在其与内釉上皮相邻面生出突起，并在此部位分泌基质，基质钙化后即为牙本质。

3. 牙骨质的形成　牙囊的内侧份分化为牙骨质，外侧份分化为牙周膜。

六、颈的形成

1. 第 5 周时，第 2 鳃弓生长迅速，向尾侧延伸，越过第 3、4、6 鳃弓，和下方的心上嵴融合。

2. 心上嵴是心隆起上缘的间充质增生、向头端长出的嵴状突起。

3. 当二者融合后，第 2 鳃弓与深部 3 个较小鳃弓之间构成一封闭的腔隙，称颈窦。

4. 颈窦很快闭锁消失。

5. 随着鳃弓的分化、食管和气管的伸长及心脏位置的下降，颈逐渐形成。

七、四肢的发生

1. 肢芽　第 4 周末，胚体左右外侧体壁先后出现上下两对小突起。由深部增殖的中胚层组织和表面的外胚层组成。

2. 上肢芽的三段分别发育为上臂、前臂和手，下肢芽则发育为大腿、小腿和足。

3. 肢体中轴的间充质先形成软骨，继而以软骨内成骨的方式形成骨；来自体节的间充质细胞迁移到肢芽，分化为骨骼肌；脊神经长入四肢，支配肢体的感觉和肌肉运动。

4. 手和足起初为扁平的桨板状，分别称手板和足板。而后形成四条凹沟，凹沟间则出现 5 条指（趾）线；随着

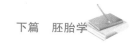

指（趾）线间的细胞不断凋亡，至第 8 周末，手指和足趾形成。

八、相关畸形

1. 唇裂　是最常见的颜面畸形，多见于上唇，常因上颌突与同侧内侧鼻突未融合所致，故裂沟位于人中外侧。唇裂多为单侧，也可见双侧者。

2. 面斜裂　为位于眼内眦与口角之间的裂隙，因上颌突与同侧外侧鼻突未融合所致。

3. 腭裂　较常见，因外侧腭突与正中腭突未融合所致者称前腭裂（单侧或双侧，常伴发唇裂），表现为切齿孔至切齿之间的裂隙；因左、右外侧腭突未在中线融合所致者称正中腭裂，表现为从切齿孔至腭垂间的矢状裂隙；前腭裂和正中腭裂兼有者称全腭裂。

4. 四肢畸形

（1）无肢畸形：表现为一个或若干个肢体完全缺如或局部缺如（如无前臂、无手、无指，下肢亦然）。

（2）短肢畸形，表现为四肢短小或海豹样手或足畸形（手或足长在短小的肢体上，或直接长在躯干上）。

（3）四肢分化障碍，如某块肌或肌群缺如、关节发育不良、骨畸形、骨融合、马蹄内翻足（即足底内翻）、多指（趾）、并指（趾）等。

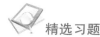 精选习题

1. 与鼻形成无关的结构是
　　A. 额鼻隆起
　　B. 鼻窝
　　C. 原始鼻腔

　　D. 外侧鼻隆起
　　E. 口鼻膜
2. 腭大部分来自
　　A. 外侧腭突

B. 外侧鼻隆起

C. 正中腭突

D. 额鼻隆起

E. 下颌隆起

参考答案：1. E 2. A

第23章　消化系统和呼吸系统的发生

核心问题

1. 原始消化管的形成与分化。
2. 咽囊的演变。
3. 食管、胃和肠的发生及先天性畸形。
4. 胚肝的功能；肝、胆道及胰腺的发生及先天性畸形。
5. 喉、气管和肺的发生及先天性畸形。

内容精要

一、概述

1. 人胚第3~4周时，卵黄囊顶部的内胚层成为原始消化管，其头段称前肠，尾段称后肠，与卵黄囊相连的中段称中肠。

2. 前肠　咽、食管、胃、十二指肠的上段、肝、胆、胰以及喉以下的呼吸系统。

3. 中肠　从十二指肠中段至横结肠右2/3部的肠管。

4. 后肠　从横结肠左1/3部至肛管上段的肠管。

二、消化系统的发生

（一）原始咽的发生及咽囊的演变

1. 咽的发生

（1）原始咽为消化管头端的膨大部，起自口咽膜，止于喉气管憩室起始部；呈左右宽、腹背窄、头端宽、尾端窄的扁漏斗形。口咽膜于第 4 周破裂，原始咽借原始口腔和原始鼻腔与外界相通。

（2）原始咽的侧壁有 5 对膨向外侧的囊状突起，称咽囊，分别与外侧的鳃沟相对。其余部分形成咽，尾端与食管相通。

2. 咽囊的演变

（1）第 1 对咽囊：伸长演化为咽鼓管，末端膨大演化为中耳鼓室，第 1 鳃膜分化为鼓膜，第 1 鳃沟形成外耳道。

（2）第 2 对咽囊：演化为腭扁桃体，其内胚层细胞分化为扁桃体的表面上皮；上皮下的间充质分化为网状组织，淋巴细胞迁移到此处并大量增殖。

（3）第 3 对咽囊：背侧份分化为下一对甲状旁腺。腹侧份形成胸腺原基。胸腺原基分化为胸腺细胞。

（4）第 4 对咽囊：细胞增生并迁移至甲状腺背侧上方，分化为主细胞，形成上一对甲状旁腺。

（5）第 5 对咽囊：形成一细胞团，称后鳃体。后鳃体的部分细胞迁入甲状腺内，分化为滤泡旁细胞。

（二）甲状腺的发生

1. 第 4 周初，在原始咽底壁正中线处（相当于第 1 对咽囊平面），内胚层细胞增生，向间充质内下陷形成一盲管，称甲状舌管（甲状腺原基）。甲状舌管末端向两侧膨大，形成甲状腺的侧叶。

2. 第7周时，甲状舌管的上段退化消失，仅在起始处残留一浅凹，称舌盲孔。

3. 第11周时，甲状腺滤泡出现，内含胶质，不久即开始分泌甲状腺素。

🖋 **主治语录**：甲状腺激素对于促进胎儿骨骼和中枢神经系统的发育有重要作用。

（三）食管和胃的发生

1. 食管的发生

（1）原始咽尾侧的一段原始消化管起初很短，后延长成为食管。

（2）其表面上皮由单层增生为复层，使管腔极为狭窄甚至一度闭锁。

（3）至第8周，食管腔重现。

2. 胃的发生

（1）第4~5周时，位于食管尾侧的前肠形成一梭形膨大，为胃的原基。

（2）胃的背侧缘生长较快，形成胃大弯；腹侧缘生长缓慢，形成胃小弯。

（3）胃大弯头端膨起，形成胃底。

（4）胃背系膜发育为突向左侧的网膜囊，使胃大弯由背侧转向左侧，胃小弯由腹侧转向右侧。

（四）肠的发生

1. 肠是由胃以下的原始消化管分化而成。

2. 由于肠的生长速度快，致使肠管向腹部弯曲而形成"U"

形中肠袢，其顶端连于卵黄蒂。

3. 中肠袢以卵黄蒂为界，分为头支和尾支，尾支形成盲肠突，为小肠和大肠的分界线，是盲肠和阑尾的原基。

4. 第6周，肠袢突入脐腔，形成生理性脐疝。

5. 肠袢在脐腔中生长的同时，以肠系膜上动脉为轴做逆时针90°旋转（从腹面观），使肠袢由矢状位转为水平位，头支从上方转到右侧，尾支从下方转到左侧。

6. 在肠袢退回腹腔的过程中，头支在先，尾支继后，继续做逆时针旋转180°。头支的头端转至左侧，头支演化为空肠和回肠的大部分，占据了腹腔的中部；尾支的头端转向右侧，尾支主要演化为结肠，位居腹腔周边。

7. 盲肠突最初位于肝下，后降至右髂窝，升结肠随之形成。盲肠突的近段发育为盲肠，远段形成阑尾。

8. 第10周，由于腹腔容积增大，肠袢陆续从脐腔返回腹腔，脐腔闭锁。

（五）直肠的发生与泄殖腔的分隔

1. 后肠末段的膨大部分为泄殖腔，其腹侧头端与尿囊相连通，腹侧尾端以泄殖腔膜封闭。

2. 第4~7周，尿囊与后肠形成尿直肠隔。

3. 尿直肠隔与泄殖腔膜融合将泄殖腔分隔。

（1）腹侧→尿生殖窦→泌尿生殖管道。

（2）背侧→原始直肠→直肠和肛管上段。

4. 泄殖腔膜也被分为腹侧的尿生殖窦膜和背侧的肛膜。

5. 肛膜的外方为外胚层向内凹陷形成的肛凹。

6. 第8周末，肛膜破裂，肛管相通。肛管的上段上皮来源于内胚层，下段上皮来源于外胚层，二者之间以齿状线分界。

（六）肝和胆的发生

1. 第 4 周时，前肠末端腹侧壁的细胞增生，形成一向外突出的囊状肝憩室。

2. 肝憩室分头、尾两支。头支形成肝的原基，尾支形成胆囊及胆道的原基。

3. 头支很快形成树枝状分支，其近端分化为肝管及小叶间胆管，末端形成肝细胞索，肝索上下叠加形成肝板。

肝板互相连接成网，网间隙形成肝血窦。肝板与肝血窦围绕中央静脉，共同形成肝小叶。第 2 个月，肝细胞之间形成胆小管；第 3 个月开始合成胆汁。

4. 肝憩室尾支的近端形成胆囊管，远端形成胆囊。肝憩室的基部发育为胆总管，并与胰腺导管合并开口于十二指肠。

✎ 主治语录：胎早期就开始合成并分泌多种血浆蛋白和甲胎蛋白（AFP）。

（七）胰腺的发生

1. 第 4 周末，前肠末端腹侧近肝憩室的尾缘，内胚层形成腹胰芽，其对侧细胞形成背胰芽，再分别形成腹胰和背胰。

2. 由于胃和十二指肠的旋转和肠壁的不均等生长，致使腹胰转向右侧，背胰转向左侧，进而腹胰转至背胰的下方并与之融合，形成单一的胰腺。

3. 在发育过程中，胰芽反复分支，形成各级导管及其末端的腺泡；一些上皮细胞分化为胰岛，第 5 个月开始行使内分泌功能。

（八）相关畸形

1. 甲状舌管囊肿　甲状舌管未闭锁。舌与甲状腺之间形成囊。

2. 消化管狭窄或闭锁　因一度狭窄或闭锁的管腔未恢复正常而形成，主要见于食管和十二指肠。

3. 先天性脐疝　由于脐腔未闭锁导致，脐带根部残留一孔与腹腔相通。当腹内压增高时，肠管可从脐部膨出。

4. 麦克尔憩室（回肠憩室）　由于卵黄蒂近端未退化所致。表现为回肠壁上距回盲部 40~50cm 处有一囊状突起。

5. 脐粪瘘　由于卵黄蒂未退化、在脐和肠之间残留一瘘管所致。

6. 先天性巨结肠　多见于乙状结肠。因神经嵴细胞未迁移至该段肠壁内，使肠壁内副交感神经节细胞缺如，导致该段结肠麻痹，肠壁极度扩张。

7. 肛门闭锁（不通肛）　由于肛膜未破或肛凹未能与直肠末端相通引起。

8. 肠袢转位异常　由于肠袢反向转位所致，可表现为左位阑尾和肝、右位胃和乙状结肠等，形成右位心。

三、呼吸系统的发生

1. 喉、气管和肺的发生

（1）第 4 周时，原始咽尾端底壁正中出现一纵行沟——喉气管沟→长形盲囊——喉气管憩室。喉气管憩室位于食管的腹侧。

（2）喉气管憩室的上端→喉，中段→气管；末端膨大→肺芽，是主支气管和肺的原基。

（3）肺芽呈树枝状反复分支，第 6 个月时达 17 级左右，分别形成肺叶支气管、段支气管，直至呼吸性细支气管、肺泡管和肺泡。

（4）第 7 个月时，肺泡数量增多，肺泡上皮分化出 Ⅱ 型肺泡细胞，并开始分泌表面活性物质。早产的胎儿可存活。

2. 相关畸形

（1）气管食管瘘：因气管食管隔发育不良，导致气管与食管间有瘘管相通。

（2）透明膜病：由于肺泡Ⅱ型细胞分化不良，不能产生足够的表面活性物质，致使肺泡表面张力增大。

主治语录：肺透明膜病主要见于妊娠28周前的早产儿。

 精选习题

1. 第三对咽囊分化为
   A. 胸腺的上皮细胞和下一对甲状旁腺
   B. 胸腺的上皮细胞和上一对甲状旁腺
   C. 扁桃体和甲状腺
   D. 甲状腺滤泡细胞
   E. 咽鼓管

2. 关于胃的发生，下列哪一项错误
   A. 胃背侧缘生长快形成胃大弯，腹侧缘生长慢形成胃小弯
   B. 胃大弯由背侧转向右侧，胃小弯由腹侧转向左侧
   C. 胃大弯头端生长快，膨大为胃底
   D. 胃背系膜形成网膜囊
   E. 胃的位置是左上至右下的斜方位

参考答案：1. A　2. B

第 24 章　泌尿系统和生殖系统的发生

核心问题

1. 后肾和输尿管的发生及先天性畸形。
2. 尿生殖窦的形成及演变。
3. 生殖腺的发生及其性分化的机制。
4. 生殖管道的发生与演化。
5. 生殖系统先天性畸形。

内容精要

一、概述

泌尿系统和生殖系统的主要器官均起源于间介中胚层。

1. 第 4 周初

（1）在颈部，间介中胚层呈节段性生长——生肾节。

（2）在尾段，间介中胚层呈索状增生——生肾索。

2. 第 4 周末

（1）生肾索继续增生——尿生殖嵴，为泌尿和生殖系统发生的原基。

（2）尿生殖嵴，外侧——中肾嵴（粗而长）；内侧——生殖腺嵴（细而短）。

二、泌尿系统的发生

（一）肾和输尿管的发生

人胚肾的发生分 3 个阶段，即前肾、中肾和后肾。

1. 前肾

（1）前肾小管：第 4 周初，在人胚颈部两侧的生肾节内，出现 7～10 对横行的小管。

（2）前肾管：前肾小管的外侧互相连接形成。

（3）前肾小管和前肾管构成前肾。

（4）第 4 周末，前肾小管退化，而前肾管大部分保留并向尾部延伸，开口于泄殖腔。

✎ 主治语录：前肾在人类无泌尿功能。

2. 中肾

（1）中肾小管：第 4 周末，在生肾索及其后形成的中肾嵴内，出现约 80 对横行的小管。

（2）中肾小管→"S"形小管，内侧端膨大并凹陷为双层囊，包绕来自背主动脉的毛细血管球，构成肾小体；外侧端通入前肾管，此时的前肾管改称为中肾管。

（3）至第 2 个月末，除中肾管和尾端的少数中肾小管保留外，中肾大部分退化。

3. 后肾　人体永久肾，由输尿管芽与生后肾组织互相诱导、共同分化而成。

（1）输尿管芽：第 5 周初，中肾管近泄殖腔处向胚体的背外侧头端发出一盲管，为输尿管芽。

输尿管芽伸长，主干→输尿管。末端反复分支→肾盂、肾盏和集合管。

（2）生后肾组织（生后肾原基）：输尿管芽长入中肾嵴尾端，诱导周围的中胚层细胞向其末端聚集、包绕形成。

1）生后肾组织→肾小管和肾小体、肾被膜。

2）集合管呈"T"形，末端诱导生后肾组织内部→细胞团→小泡→"S"形肾小管。

3）肾小管一端膨大凹陷成双层囊，包绕毛细血管球形成肾小体，另一端与集合管接通，其余部分弯曲延长，逐渐分化成近端小管、细段和远端小管。

4）集合管末端向生后肾组织浅部生长，诱导形成大量肾单位，构成肾皮质。

5）外周部分→肾被膜。

主治语录：人胚第 12 周左右，后肾开始产生尿液，构成羊水的主要来源。

（二）膀胱和尿道的发生

1. 人胚第 4~7 周时，尿直肠隔将泄殖腔分隔为背侧的原始直肠和腹侧的尿生殖窦。泄殖腔膜分为肛膜和尿生殖窦膜。

2. 尿生殖窦→膀胱和尿道。

3. 尿生殖窦分三段

（1）上段较大，发育为膀胱（顶部与脐尿管相连，后者闭锁，为脐中韧带）。

（2）中段狭窄，保持管状，在男性形成尿道前列腺部和膜部，在女性形成尿道的大部分。

（3）下段在男性形成尿道海绵体部，在女性形成阴道前庭。

（三）相关畸形

1. 多囊肾　一种较常见的畸形。在后肾发生过程中，若远曲小管与集合管未接通，尿液便积聚在肾小管内，致使肾内出现大小不等的囊泡。

2. 肾缺如　因输尿管芽未形成或早期退化，不能诱导后肾发生，导致肾缺如。肾缺如以单侧多见，多无临床症状。

3. 异位肾　由于肾上升过程受阻所致的肾位置异常，常停留在盆腔，与肾上腺分离。

4. 马蹄肾　肾在上升过程中受阻于肠系膜下动脉根部，两肾下端融合呈马蹄形。

5. 双输尿管　输尿管芽过早分支或同侧发生两个输尿管芽，形成双输尿管。

6. 脐尿瘘　由于脐尿管未闭锁，出生后尿液从脐部溢出，称脐尿瘘。

7. 膀胱外翻　由于尿生殖窦与表面外胚层之间未出现间充质，膀胱腹侧壁与脐下腹壁之间无肌肉发生，致使表皮和膀胱前壁破裂，膀胱黏膜外翻。

三、生殖系统的发生

人类的遗传性别由精子的核型确定。生殖腺性别于第 7 周能辨认；外生殖器性别于第 12 周能辨认。生殖系统发生分为早期的性未分化阶段和后期的性分化阶段。

（一）睾丸和卵巢的发生

生殖腺由生殖腺嵴表面的体腔上皮、上皮下的间充质和迁入的原始生殖细胞共同发育而成。

1. 未分化期

（1）第 5 周时，生殖腺嵴表面的上皮细胞增生，伸入下方的间充质，形成许多不规则的细胞索条，称初级性索。

（2）在人胚第 4 周初，靠近尿囊根部的卵黄囊壁内胚层出现大而圆形的一类细胞，称原始生殖细胞。

（3）到人胚第 4 周，原始生殖细胞沿后肠背系膜向生殖腺嵴迁移，第 6 周迁入初级性索。此时的生殖腺无性别特征，称未分化性腺。

2. **睾丸的发生**　见图 24-1。

（1）Y 染色体短臂上有性别决定区（SRY），可编码睾丸决定因子（TDF）。TDF 能使未分化性腺向睾丸方向分化。

（2）人胚第 7~8 周时，在 TDF 影响下，初级性索与表面上皮分离，继续向深部增生，形成许多界限清楚、互相吻合的细长弯曲的睾丸索（青春期时演化为生精小管）。

（3）初级性索上皮细胞演变成支持细胞，原始生殖细胞则增殖分化为精原细胞。

（4）睾丸索的末端吻合成睾丸网。

（5）第 8 周时，表面上皮下方的间充质形成白膜，睾丸索之间的间充质细胞分化为睾丸间质细胞，有分泌雄激素的功能。

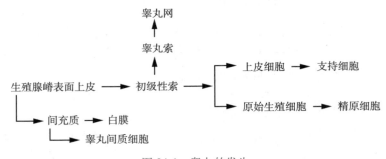

图 24-1　睾丸的发生

3. **卵巢的发生**　见图 24-2。

（1）女性胚胎细胞的性染色体为 XX，无 Y 染色体，未分化性腺自然发育为卵巢。

（2）人胚第 10 周后，初级性索退化，被基质和血管代替，成为卵巢髓质。

（3）次级性索（皮质索）形成，皮质索与上皮分离后构成卵巢皮质。上皮下的间充质形成白膜。

（4）第 3~4 个月时，皮质索断裂，形成细胞团，为原始卵泡。原始生殖细胞→卵原细胞；皮质索上皮细胞→卵泡细胞。

（5）卵原细胞继续增殖，原始卵泡也分裂增多。胎儿出生时，两侧卵巢中有 70 万 ~ 200 万个原始卵泡，其中的卵原细胞已分化为初级卵母细胞，并停留在第一次减数分裂的前期。

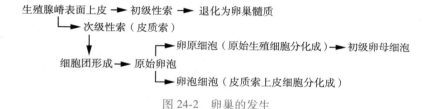

图 24-2　卵巢的发生

4. 睾丸和卵巢下降

（1）生殖腺最初位于腹后壁，逐渐突入腹膜腔，由厚而短的系膜悬吊于腹腔腰部。随后系膜变得细长，逐步形成纤维索状连于生殖腺尾端与阴唇阴囊隆起之间，称引带。

（2）随着胚体生长、腰部直立、引带相对缩短而牵拉生殖腺下降。第 3 个月时，卵巢停留在盆腔；睾丸继续下降，停留在腹股沟管内口。

（3）第 7~8 个月时，睾丸与包绕它的双层腹膜经腹股沟管降入阴囊。

（二）生殖管道的发生与演化

1. 未分化期

（1）第 6 周时，胚体内已先后出现左、右两对生殖管道，即一对中肾管和一对中肾旁管（米勒管）。

（2）中肾旁管由尿生殖嵴头端外侧的体腔上皮凹陷后闭合而成。其起始部呈漏斗形，开口于体腔。

1）上段较长，纵行于中肾管外侧。

2）中段经中肾管腹侧向内弯曲横行，在中线与对侧中肾旁管相遇。

3）下段并列下行，其末端为盲端，突入尿生殖窦背侧壁，在窦腔内形成一隆起，称窦结节。

（3）中肾管开口于窦结节的两侧。

2. 男性生殖管道的分化

（1）睾丸形成后，其支持细胞产生抗中肾旁管激素，使中肾旁管退化。

（2）睾丸间质细胞分泌雄激素，促使中肾管延长弯曲→附睾管、输精管、精囊和射精管。

（3）与睾丸相邻的十余条中肾小管→附睾的输出小管。

3. 女性生殖管道的分化

（1）卵巢形成后，由于缺乏雄激素，中肾管退化；缺乏抗中肾旁管激素，中肾旁管进一步发育。

（2）中肾旁管上段和中段→输卵管，起始端→输卵管漏斗部；下段左、右合并后→子宫及阴道穹隆部。

（3）窦结节增生延长→阴道板。第 5 个月时，阴道板→阴道，上端与子宫相通，下端以处女膜与阴道前庭相隔。

（三）外生殖器的发生

1. 未分化期

（1）第 3 周末，泄殖腔膜周围的间充质细胞增生，形成头尾走向的两条弧形皱褶，称泄殖腔褶。

（2）第 6 周时，泄殖腔褶被分隔为腹侧较大的尿生殖褶和背侧较小的肛褶。

（3）尿生殖褶之间的凹陷为尿生殖沟，沟底为尿生殖窦膜。

（4）尿生殖褶的头端靠拢，增殖隆起为生殖结节。左、右尿生殖褶外侧的间充质增生，形成阴唇阴囊隆起。

2. 男性外生殖器的分化

（1）在雄激素作用下，生殖结节明显伸长、增粗→阴茎。

（2）左、右尿生殖褶随生殖结节生长→尿道海绵体，参与阴茎的形成。

（3）左、右阴唇阴囊隆起→阴囊。

3. 女性外生殖器的分化

（1）生殖结节稍增大→阴蒂。

（2）左、右尿生殖褶→小阴唇。

（3）两侧阴唇阴囊隆起继续增大隆起→大阴唇，其头端合并为阴阜，尾端合并形成阴囊后联合。

（4）尿生殖沟扩展，参与形成阴道前庭。

（四）相关畸形

1. 隐睾　睾丸未完全下降，停留在腹膜腔或腹股沟处称隐睾。隐睾可发生于单侧或双侧。双侧腹膜腔内隐睾，由于温度高影响精子发生，可致男性不育。

2. 先天性腹股沟疝　若鞘膜腔与腹膜腔之间的通路不闭合或闭合不全，当腹内压增高时，部分肠管可突入鞘膜腔，导致先天性腹股沟疝。

3. 尿道下裂　左、右尿生殖褶闭合不全，导致阴茎腹侧有尿道开口，称尿道下裂。

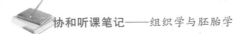

4. 双子宫与双角子宫　左右中肾旁管下段未融合可导致双子宫，常伴有双阴道。若仅中肾旁管下段的上半部分未融合，则形成双角子宫。

5. 阴道闭锁　窦结节未形成阴道板，或形成阴道板后未形成管道，则导致阴道闭锁。

6. 两性畸形

（1）真两性畸形：患者既有睾丸又有卵巢，核型为 46，XX/46，XY 嵌合型，极罕见，原因不明。

（2）男性假两性畸形：生殖腺为睾丸，核型为 46，XY，因雄激素分泌不足导致外生殖器向女性方向不完全分化。

（3）女性假两性畸形：生殖腺为卵巢，核型为 46，XX，因肾上腺分泌过多的雄激素，使外生殖器向男性方向不完全分化。

7. 雄激素不敏感综合征（睾丸女性化综合征）　患者生殖腺为睾丸，核型为 46，XY，可分泌雄激素，体细胞与中肾管细胞缺乏雄激素受体，生殖管道和外生殖器均不能向男性方向发育。外生殖器及青春期后的第二性征均呈女性表型。

 精选习题

1. 输尿管芽起源于
　A. 前肾管末端
　B. 中肾嵴末端近泄殖腔处
　C. 生后肾原基
　D. 中肾管末端近泄殖腔处
　E. 中肾旁管

2. 集合管起源于

　A. 中肾管
　B. 中肾旁管
　C. 输尿管芽
　D. 生肾嵴
　E. 生后肾原基

参考答案：1. D　2. C

第25章 心血管系统的发生

核心问题

1. 原始心血管系统的建立。
2. 心脏的发生及心脏和大血管的先天性畸形。
3. 胎儿血液循环的途径、特点及出生后的改变。

内容精要

人胚第 3 周形成原始心血管系统，约在第 3 周末开始血液循环，成为机体内形成最早、执行功能最早的系统。

一、原始心血管系统的建立

原始心血管系统左右对称，由心管、原始动脉系统和原始静脉系统组成。

1. 胚外血管的发生 人胚第 3 周，卵黄囊壁的胚外中胚层出现血岛。血岛的分化见图 25-1。

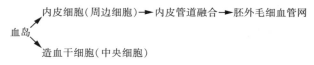

图 25-1 血岛的分化

2. 胚内血管的发生

（1）人胚第 18～20 天，胚体内各处间充质出现许多裂隙，裂隙周围的间充质细胞变扁，分化为内皮细胞，形成胚内毛细血管，相邻血管内皮以出芽方式连接，形成胚内原始血管网。

（2）第 3 周，胚体内和胚体外的毛细血管网经过体蒂相通，造血干细胞进入胚体内，形成了人胚早期原始血管通路。

（3）内皮管周围的间充质细胞分化为中膜和外膜，演化出动脉和静脉的组织结构。

3. 胚体早期血液循环　第 3 周末，已有一对心管、一对连接心管头端的腹主动脉、一对背主动脉，以及连接同侧腹主动脉和背主动脉的第一对弓动脉。

（1）卵黄囊循环和脐循环

1）背主动脉在卵黄囊壁分出若干对卵黄动脉，经过体蒂在绒毛膜分出一对脐动脉。

2）卵黄囊毛细血管汇合成一对卵黄静脉，绒毛膜中毛细血管汇合成一条脐静脉，卵黄静脉和脐静脉分别运送血液回心管的静脉端，从而形成卵黄囊循环和脐循环。

（2）胚体循环

1）心管合二为一时，两条腹主动脉融合为主动脉囊。两条背主动脉合并，沿途的分支将血液输送至胚体各部。

2）胚体前部形成了一对前主静脉，后部形成了一对后主静脉，分别汇流至左、右总主静脉，再运至心管的静脉端，形成胚体循环。

二、心脏的发生

心脏发生于生心区。在三胚层胚盘形成过程中，生心区由部分中胚层细胞在胚盘前缘口咽膜的头端汇聚形成。生心区头侧为原始横膈。

（一）原始心脏的形成

1. 心管和围心腔的发生

（1）围心腔：人胚第 18~19 天，生心区出现腔隙。

（2）生心索：围心腔腹侧的间充质细胞聚集成一对长条细胞索。

（3）心管：生心索中央逐渐出现腔隙，形成并列的左右两条纵管。

（4）头褶的发生，使原来位于口咽膜头侧的心管和围心腔转位约 180°，围心腔转至腹侧，心管则转至围心腔的背侧。

（5）发生侧褶时，左、右心管逐渐向中线靠拢，并从头端向尾端融合，于 22 天时，成为一条心管。

（6）围心腔不断扩大并向心管的背侧扩展，使心管与前肠之间的间充质由宽变窄，形成心背系膜，将心管悬连于围心腔的背侧壁。

（7）心背系膜中央部逐渐退化消失，形成一个左、右相通的孔道，即心包横窦。

（8）心管的头、尾侧仍留有心背系膜，其余部分完全游离于围心腔内。以后，围心腔发育为心包腔。

2. 心壁的形成

（1）心管合并时，心管内皮形成心内膜的内皮层。

（2）心管内皮周围的间充质继续增厚，演化为心内膜的内皮下层、心肌膜和心外膜。

（3）心肌外套层分化出一层扁平细胞，形成心外膜的间皮。

（4）心管内皮和心肌外套层之间较疏松的胶样结缔组织，称心胶质，将形成心内膜内皮下层的结缔组织。

（二）心脏外形的演变

1. 心管膨大

（1）心管由头向尾形成膨大，依次为心球、心室、心房和静脉窦，静脉窦末端分为左、右角，左右总主静脉、脐静脉和卵黄静脉分别通入。

（2）心球的远侧份较细长，为动脉干，动脉干头端连接动脉囊。

（3）心管的头端与动脉相连，为鳃弓固定；尾端与静脉相接，为横膈固定。

2. 心管增长和弯曲

（1）心球和心室的生长速度远快于心包腔的扩展速度，心球和心室朝右、腹、尾侧弯曲，形成一个"U"字形的球室袢。

（2）心房移至心室头端背侧，并稍偏左。

（3）静脉窦位于心房的尾侧，此时心脏的外形为"S"形。

（4）由于心房的腹侧有心球和动脉干，背侧有食管，因此其生长腹背受限，即逐渐上移并膨出于心球和动脉干的两侧。

（5）心房扩大，其与心室之间的房室沟逐渐加深。

（6）同时，心球的尾段膨大，被心室吸收，成为原始右心室；原来的心室成为原始左心室，左、右心室之间的表面出现室间沟。

主治语录：第 5 周初，心脏外形的建立已初步完成，但内部的分隔尚不完全。

（三）心脏内部的分隔

心脏各部的分隔同时进行，于第 7 周末完成。

1. 房室管的分隔

（1）房室管：心房和心室之间形成的狭窄管道（图25-2）。

房室管的背侧壁心内膜组织→背心内膜垫↘

　　　　　　　　　　　　　　　融合（第6周），房室管分隔为左、右房室管

房室管的腹侧壁心内膜组织→腹心内膜垫↗

图25-2　房室管

（2）围绕房室孔的间充质局部增生并向腔内隆起，形成二尖瓣和三尖瓣。

2. 心房的分隔

（1）第一房间隔的形成

1）第4周，心房头端背侧壁的正中线处发生一个薄的半月形薄膜，称第一房间隔。

2）第一房间隔游离缘与心内膜垫之间暂时留一孔，称第一房间孔。

3）第一房间隔上部出现若干小孔，逐渐融合成一孔，称第二房间孔。

4）心内膜垫组织向上凸起并与第一房间隔游离缘融合，第一房间孔封闭。

（2）第二房间隔的形成

1）第5周末，心房头方腹侧壁再长出一较厚的新月形隔，称第二房间隔。

2）第二房间隔覆盖第二房间孔，其前、后缘与心内膜垫接触时，下方留有一卵圆孔。

　　主治语录：卵圆孔的位置比第二房间孔稍低，两孔交错重叠。

3）第一房间隔在左侧下方覆盖卵圆孔，薄而软的第一房间

隔相当于瓣膜，称卵圆孔瓣。

3. 心室的分隔

（1）人胚第4周末，心尖处心室底壁组织向上凸起形成一个较厚的半月形的肌性隔膜，称室间隔肌部。

（2）室间隔向心内膜垫方向生长，游离缘凹陷与心内膜垫之间留有一半月状孔，称室间孔。

（3）第7周末，由于心球内部形成左、右心球嵴，彼此对向生长、融合，并向下延伸，分别与肌性隔的前缘和后缘融合，关闭了室间孔上部的大部分。

（4）心内膜垫的间充质增生、室间隔肌部上缘向上生长，与心球嵴愈合形成室间隔膜部。

（5）室间孔封闭，左、右心室完全分隔。

4. 心球与动脉干的分隔

（1）第5周，心球和动脉干的内膜组织局部增生，形成一对心球嵴和动脉干嵴。

（2）相应的嵴对向生长，在中线融合，形成螺旋状走行的隔，称主动脉肺动脉隔，将心球和动脉干分隔成相互缠绕的主动脉和肺动脉。

（3）主动脉和肺动脉起始处的内膜组织向腔内增生，各形成3个薄片状隆起，逐渐演变为半月瓣。

5. 静脉窦的演变和永久性左、右心房的生成

（1）静脉窦位于原始心房尾端的背面，窦的左、右角分别与同侧的总主静脉、脐静脉和卵黄静脉相连。

（2）窦右角逐渐扩大，窦房口逐渐移向左侧；窦左角逐渐退化萎缩，近侧段称为冠状窦，远侧段成为左心房斜静脉的根部。

（3）第7~8周，原始右心房扩展很快，静脉窦右角被吸收并入右心房，形成永久性右心房固有部（平滑部）。原始右心房

则变为右心耳（粗糙部）。

（4）原始左心房最初的原始肺静脉分出左、右属支，再各分为 2 支。以后由于左心房扩大，逐渐把原始肺静脉根部及左、右属支吸收并入左心房，使 4 条肺静脉直接开口于左心房。

（5）肺静脉及其属支参与形成永久性左心房固有部（平滑部），原始的左心房则成为左心耳（粗糙部）。

三、主要血管的演变

（一）弓动脉的发生和演变

1. 弓动脉起自主动脉囊，第 4~6 周相继发生 6 对，分别走行于各对鳃弓内，与同侧的背主动脉相连。

2. 6 对弓动脉并不同时存在，常是后 1 对出现时，前 1 对已退化或发生演变。

3. 第 6~8 周弓动脉的演变

（1）第 1、2 对弓动脉：基本退化消失，但与其相连的一段背主动脉保留。

（2）第 3 对弓动脉：左、右各发出 1 个分支，形成左、右颈外动脉。以颈外动脉的起始点为界（图 25-3）。

近侧段 ｝颈总动脉
部分主动脉囊

远侧段 ｝颈内动脉
与远侧段相连的背主动脉

图 25-3　第 3 对弓动脉演变

（3）第 4 对弓动脉：左侧与动脉囊左半共同形成主动脉弓。动脉囊右半形成头臂干。第 3 和第 4 对弓动脉之间的背主动脉萎缩消失。演变见图 25-4。

$$
右侧\begin{cases}左侧背主动脉背侧发出的第7节间动脉 \longrightarrow 左锁骨下动脉 \\ 右侧\begin{cases}右第4弓动脉与其相连的尾侧背主动脉 \\ \qquad\qquad 右第7节间动脉\end{cases}右锁骨下动脉\end{cases}
$$

图 25-4　第 4 对弓动脉演变

（4）第 5 对弓动脉：发育不全并很快退化。

（5）第 6 对弓动脉：演变见图 25-5。

$$
\begin{cases}近侧端 \longrightarrow 肺动脉基部 \\ 远侧端\begin{cases}右：退化 \\ 左：动脉导管\end{cases}\end{cases}
$$

图 25-5　第 6 对弓动脉演变

（二）卵黄静脉的演变

1. 左、右卵黄静脉与卵黄蒂一起进入胚体，穿过原始横膈注入静脉窦。

2. 在卵黄囊与原始横膈之间，左、右卵黄静脉形成许多吻合支。

3. 肝形成后，卵黄静脉的分段如下。

（1）与肝相邻的一段，并入肝内形成肝血窦。

（2）出肝后的近心段，左侧支消失，右侧支形成肝静脉和下腔静脉的近心段。

（3）入肝前的远心段，形成了一条"S"形的血管，发育形成门静脉。

（三）脐静脉的演变

1. 脐静脉的分支入肝与肝血窦相通。

2. 右脐静脉全部退化。

3. 左脐静脉在肝与静脉窦之间的一段退化消失，脐至肝的一段则一直保留至出生，穿行于肝内的小血管渐合并扩大成一条静脉导管。

4. 静脉导管一端与左脐静脉相连，另一端通入下腔静脉，将从胎盘回流的血液导入下腔静脉，再流入静脉窦右角。

主治语录：出生后，静脉导管闭锁。

四、胎儿血液循环和出生后血液循环的变化

（一）胎儿血液循环

来自胎盘富含氧和营养物质的血液，经脐静脉流入肝脏后，大部分经静脉导管直接进入下腔静脉，少部分经肝血窦、肝静脉再进入下腔静脉。下腔静脉将混合血送入右心房。进入右心房的血液除少量与来自上腔静脉的血液混合外，大部分通过卵圆孔进入左心房，与来自肺静脉的少量血液混合后进入左心室。

左心室射出的血液大部分经主动脉弓上的分支供应到头、颈和上肢；少部分流入降主动脉。降主动脉的血液除分布到盆腔、腹腔器官和下肢外，还经脐动脉运送至胎盘，与母体血液进行气体和物质交换后，再由脐静脉返回胎儿体内。

（二）胎儿出生后血液循环的变化

1. 脐静脉闭锁形成肝圆韧带。

2. 静脉导管闭锁形成静脉韧带。

3. 由于肺开始工作，大量血液由肺静脉回流进入左心房，左心房压力增高；胎盘血循环中断，下腔静脉血流量骤减，右心房的血压下降；于是卵圆孔瓣紧贴卵圆孔，卵圆孔关闭；胎

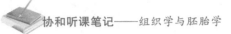

儿出生后约 1 年，卵圆孔完全封闭形成卵圆窝。

4. 肺呼吸开始后，肺循环量增大，肺动脉血不再向主动脉分流，使动脉导管闭锁，形成动脉韧带。

5. 脐动脉的大部分退化形成脐侧韧带，近侧段保留形成膀胱上动脉。

主治语录：胎儿出生后，胎盘循环停止，肺开始呼吸。

五、相关畸形

1. 房间隔缺损　最常见的是卵圆孔未闭。产生的原因为：

（1）卵圆孔瓣出现许多穿孔。

（2）第一房间隔吸收过度，导致卵圆孔瓣过短，不能完全遮盖卵圆孔。

（3）第二房间隔发育不全，导致卵圆孔偏大。

（4）第二房间孔过大或吸收位置异常。

（5）心内膜垫发育不全，第一房间隔不能与其融合。

2. 室间隔缺损

（1）室间隔膜部缺损最多见。多因心内膜垫的心内膜下组织不能与心球嵴及室间隔肌部愈合而致。

（2）室间隔肌部缺损较少见，由于室间隔肌部在形成时被吸收过多所致。

3. 动脉干与心球分隔异常

（1）主动脉和肺动脉错位：由于主动脉肺动脉隔不呈螺旋状走行，形成直的间隔，导致主动脉位于肺动脉的前面，由右心室发出，肺动脉干发自左心室。该畸形多伴有室间隔膜部缺损或动脉导管未闭，使肺循环和体循环之间出现直接交通。

（2）主动脉或肺动脉狭窄：多由于主动脉肺动脉隔的发生部位偏于一侧，造成主动脉和肺动脉的分隔不均等。常伴有室

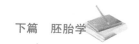

间隔膜部缺损。

（3）法洛四联症

1）肺动脉狭窄。

2）主动脉骑跨，粗大的主动脉骑跨在室间隔膜部。

3）室间隔缺损。

4）右心室肥大，由于肺动脉狭窄，右心室排血阻力增大，致使右心室逐渐肥大。

4．动脉导管未闭　主要原因是动脉导管过于粗大或出生后动脉导管肌纤维不能收缩，致使肺动脉和主动脉保持相通状态。

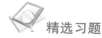 精选习题

1. 造血干细胞最早起源于

　　A. 卵黄囊壁胚外内胚层

　　B. 绒毛膜壁胚外中胚层

　　C. 羊膜囊壁胚外中胚层

　　D. 卵黄囊壁胚外中胚层

　　E. 体蒂

2. 原始血管的卵黄静脉和脐静脉

　　A. 均开口于心球

　　B. 均开口于心房

　　C. 均开口于静脉窦

　　D. 前者开口于心房，后者开口于静脉窦

　　E. 前者开口于静脉窦，后者开口于心房

参考答案：1. D　2. C

第 26 章　神经系统的发生

核心问题

1. 神经管和神经嵴的发生和早期分化。
2. 脊髓及脑的发生。
3. 脊髓发生与脊柱间的关系。
4. 神经节和周围神经的发生。
5. 神经系统的常见畸形。

内容精要

一、概述

神经系统起源于神经外胚层。

神经外胚层
　　神经管 → 中枢神经系统(脊髓、脑)、神经垂体和松果体
　　神经嵴 → 周围神经系统(神经节、周围神经)和肾上腺髓质

二、神经组织的发生

胚胎第 3 周末，胚盘背正中部的外胚层→神经板→神经

沟→神经管（第4周初）。

神经管产生中枢神经系统的神经元和大多数神经胶质细胞。

神经板与表面外胚层间的神经上皮移向神经管背外侧，成为两条纵行细胞索，为神经嵴。

神经嵴产生周围神经系统的神经元和神经胶质细胞。

（一）神经上皮的早期分化

1. 神经管壁由单层柱状上皮变为假复层柱状上皮（神经上皮）。

（1）套层：部分神经上皮细胞形成，分化出成神经细胞和成神经胶质细胞。

（2）室管膜层：余下的神经上皮停止分化，变为单层立方状或矮柱状。

（3）边缘层：成神经细胞的突起。

2. 随着成神经细胞的分化，套层中的成神经胶质细胞也分化为星形胶质细胞和少突胶质细胞，并有部分细胞迁入边缘层。

（二）神经元的发生和成熟

1. 中枢神经系统中的神经元来源于神经上皮。

成神经细胞一般不再分裂增殖。形态演变：无极成神经细胞→双极成神经细胞→单极成神经细胞→多极成神经细胞→神经细胞或称神经元。

主治语录：胚胎20周，大脑皮质内神经元胞体和树突内可见成层排列的粗面内质网、大量的微丝、微管和溶酶体。

2. 周围神经系统中的神经元主要来源于神经嵴。

（1）脑、脊神经节中，神经嵴细胞→成神经细胞→感觉神经元。

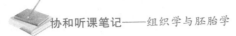

（2）成神经细胞最初长出两个突起，成为双极神经元→假单极神经元。

（3）交感神经节中，神经嵴细胞→交感成神经细胞→多级的交感神经节细胞。

（三）神经胶质细胞的发生

1. 中枢神经系统

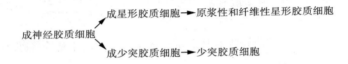

小胶质细胞的形成较晚，来源于血液中的单核细胞。

主治语录：活体成像及显微注射等技术证明，神经细胞凋亡是诱导小胶质细胞进入中枢神经系统最重要的原因。

2. 周围神经系统

（1）神经胶质细胞均由神经嵴细胞分化而成。

（2）施万细胞随神经元轴突或周围突的延长而同步增殖和迁移；卫星细胞则包绕在脑神经节、脊神经节及交感神经节的节细胞周围。

三、脑的发生

脑由神经管的头段演变而来。

（一）脑泡的形成及其演变

1. 第4周末，神经管头段膨大形成3个脑泡。脑泡的发生及其演变见表26-1。

表 26-1 脑泡的发生及其演变

原基	原始分区	二次分区	形成最后结构	构成脑室
神经管头段	前脑泡	端脑	嗅脑、纹状体、大脑半球	侧脑室、第三脑室前部
		间脑	丘脑、视交叉、灰白结节、乳头体、垂体神经部	第三脑室大部
	中脑泡	中脑	四叠体、被盖、大脑脚	导水管
	菱脑泡	后脑	小脑、脑桥	第四脑室
		末脑	延髓	

脑泡发育过程中出现的弯曲：首先出现的是凸向背侧的头曲和颈曲，前者位于中脑部，故又称中脑曲，后者位于末脑与脊髓之间。之后，在端脑和脑桥之间又出现了两个凸向腹侧的端脑曲和脑桥曲。

2. 神经管管壁的演变

（1）神经管管壁的套层腹侧部增厚形成左、右两个基板，背侧部增厚形成左、右两个翼板。

（2）由于基板和翼板的增厚，两者在神经管的内表面出现了左右相对的两条纵沟，称界沟。

（3）端脑和间脑的套层大部分形成翼板，基板甚小。

（4）端脑套层中的大部分细胞都迁至外表面，形成大脑皮质，少部分聚集成团，形成神经核。

（5）中脑、后脑和末脑中的套层细胞多聚集成细胞团或柱，形成各种神经核。

（6）翼板中的神经核多为感觉中继核，基板中的神经核多为运动核。

（二）大脑皮质的组织发生

1. 大脑皮质的发生分 3 个阶段　古皮质、旧皮质和新皮质。

（1）海马和齿状回是最早出现的皮质结构，相当于古皮质。

（2）胚胎第 7 周时，在纹状体的外侧，大量成神经细胞聚集并分化，形成梨状皮质，相当于旧皮质。

（3）旧皮质出现不久，神经上皮细胞增殖，分期分批地迁移至表层并分化为神经细胞，形成新皮质，是大脑皮质中出现最晚、面积最大的部分。胎儿出生时，新皮质已形成 6 层结构。

2. 早在第 8 周，皮质内即已出现突触。突触的形成过程包括以下几步。

（1）轴突生长的终止。

（2）树突和树突棘的发育。

（3）突触部位的选择和最后的突触形成。

（三）小脑皮质的组织发生

1. 小脑起源于后脑翼板背侧部的菱唇。左右两侧菱唇在中线融合，形成小脑板（小脑原基）。第 12 周时，小脑板的两外侧部膨大，形成小脑半球；板的中部变细，形成小脑蚓。

2. 起初，小脑板由室管膜层、套层和边缘层组成。而后，小脑板增厚，神经上皮细胞增生并通过套层迁移到边缘层表面，形成浅层皮质或外颗粒层。此层细胞仍然保持分裂能力，在小脑表面形成一个细胞增殖区，形成皱褶状小脑叶片。

3. 至第 6 个月，套层的外层成神经细胞分化为浦肯野细胞层；套层的内层成神经细胞分化为小脑白质中的核团，如齿状核。

4. 外颗粒层大部分细胞向内迁移至浦肯野细胞层深面→内颗粒层。

5. 外颗粒层存留的细胞分化为篮状细胞和星形细胞，与浦肯野细胞的树突和内颗粒层细胞的轴突共同形成分子层。

四、脊髓的发生

1. 神经管尾段分化为脊髓。该段神经管的管腔演化为脊髓中央管，套层分化为脊髓的灰质，边缘层分化为脊髓的白质。

2. 套层细胞增生

（1）腹侧部增厚形成左、右基板形成脊髓灰质的前角（或前柱），其中的成神经细胞分化为躯体运动神经元。

（2）背侧部增厚形成左、右翼板形成脊髓灰质后角（或后柱），其中的成神经细胞分化为中间神经元。

（3）若干成神经细胞聚集于基板和翼板之间形成脊髓侧角（或侧柱），其内的成神经细胞分化为内脏传出神经元。

3. 胚胎第3个月之前，脊髓与脊柱等长，其下端可达脊柱的尾骨。此时，所有脊神经的起始处与它们相对应的椎间孔处于同一平面。

第3个月后，由于脊柱和硬脊膜的增长比脊髓快，脊柱逐渐超越脊髓向尾端延伸，脊髓的位置相对上移。

至出生前，脊髓下端与第3腰椎平齐，仅以终丝与尾骨相连。

腰、骶和尾段的脊神经根则在椎管内垂直下行，与终丝共同组成马尾。

五、神经节和周围神经的发生

（一）神经节的发生

1. 神经节起源于神经嵴。神经嵴细胞向两侧迁移，分列于神经管背外侧并聚集成细胞团，分化为脑神经节和脊神经节

（感觉神经节）。

2. 神经嵴细胞首先分化为成神经细胞和卫星细胞，成神经细胞再分化为感觉神经元，卫星细胞包绕在神经元胞体的周围。

3. 位于胸段的神经嵴，有部分细胞迁至背主动脉的背外侧，形成交感神经节或椎旁神经节。

4. 节内的部分细胞迁至主动脉腹侧，形成主动脉前的交感神经节或椎前神经节。

5. 节中的神经嵴细胞分别分化为交感神经节细胞和卫星细胞，节外也有间充质分化为结缔组织被膜。

6. 部分神经嵴细胞迁入由脏壁中胚层细胞增生形成的肾上腺原基，分化为肾上腺髓质的嗜铬细胞及少量交感神经节细胞。

（二）周围神经的发生

周围神经由感觉神经纤维和运动神经纤维构成，构成神经纤维的是神经细胞的突起和施万细胞。

1. 神经细胞的突起

（1）感觉神经纤维中的突起，是感觉神经节细胞的周围突。

（2）躯体运动神经纤维中的突起，是脑干及脊髓灰质前角运动神经元的轴突。

（3）内脏运动神经节前纤维中的突起，是脑干内脏运动核和脊髓灰质侧角中神经元的轴突，节后纤维则是自主神经节内节细胞的轴突。

2. 施万细胞

（1）神经嵴细胞分化为施万细胞，后者形成有髓神经纤维和无髓神经纤维。

（2）在有髓神经纤维的形成过程中，在轴突外周形成了由多层施万细胞胞膜包绕而成的髓鞘。

（3）在无髓神经纤维，一个施万细胞可与多条轴突相贴，

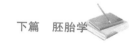

并形成多条深沟包裹轴突，但不形成髓鞘。

六、神经系统相关内分泌腺的发生

（一）垂体的发生

1. 垂体包括腺垂体和神经垂体，分别来源于胚胎时期口凹的表面外胚层和脑泡的神经外胚层。

2. 拉特克囊　胚胎第 4 周，口凹背侧顶部的外胚层上皮向深部凹陷，形成的囊状突起。

3. 神经垂体芽　间脑底部的神经外胚层向腹侧朝拉特克囊方向形成一漏斗状突起。

4. 拉特克囊和神经垂体芽逐渐增大并相互接近。至第 2 月末与神经垂体芽相贴。

（1）神经垂体芽的远端膨大形成神经垂体，其起始部形成漏斗柄。

（2）囊的前壁形成垂体的远侧部。

（3）远侧部再向上长出一结节状突起形成结节部。

（4）囊的后壁形成中间部。

（5）囊腔裂隙下延，于咽的顶壁内形成咽垂体。

> 主治语录：腺垂体中分化出多种腺细胞；神经垂体主要由神经纤维和神经胶质细胞构成。

（二）松果体的发生

第 5 周间脑顶板的室管膜上皮增厚，形成松果体板。第 7 周松果体板发生外突，构成松果体囊。第 8 周松果体囊壁细胞增生，囊腔消失，形成一实质性松果样器官，即松果体。

（三）肾上腺的发生

肾上腺实质包括皮质和髓质，皮质来源于脏壁中胚层，而髓质来源于神经嵴。

1. 皮质

（1）人胚第 3~4 周，肠系膜根部与发育中的生殖腺嵴之间的中胚层表面上皮增生，并移向深部的间充质，人胚第 5 周分化为肾上腺的胎儿皮质。

（2）第 7 周，表面上皮细胞第二次增生，并进入间充质，围绕在胎儿皮质周围，成为永久皮质。

（3）胎儿皮质在出生后很快退化，永久皮质在胎儿后期开始分化，到胎儿出生时可见球状带和束状带，到出生后 3 岁时才出现网状带。

2. 髓质

（1）在人胚发育第 6 周，神经嵴的细胞迁移并进入胎儿皮质内侧，与肾上腺皮质接触的细胞分化成髓质的嗜铬细胞，其余少量细胞分化成交感神经节细胞。

（2）最初髓质细胞混杂在皮质之间，以后逐渐向中心迁移，第 20 周左右，多数髓质细胞迁移至肾上腺中轴。出生后 12~18 月龄时，髓质发育完善。

七、相关畸形

1. 神经管缺陷

（1）前神经孔未闭，会形成无脑畸形，常伴有颅顶骨发育不全（露脑）。

（2）后神经孔未闭，会形成脊髓裂。常伴有相应节段的脊柱裂。

（3）颅骨的发育不全，可出现脑膜膨出、脑膜脑膨出、积

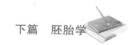

水性脑膜脑膨出。

2. 脑积水 多由脑室系统发育障碍、脑脊液生成和吸收平衡失调所致，以中脑水管和室间孔狭窄或闭锁最常见。主要表现为脑颅明显扩大，颅骨和脑组织变薄，颅缝变宽。

3. 神经系统相关内分泌腺的畸形

（1）前脑泡不闭合造成前脑缺损往往伴有垂体发育不良或缺如，多与遗传有关，有家族史，患儿甲状腺、肾上腺和睾丸均发育不良，有时伴有面部和腭的畸形。

（2）第三脑室底部发育障碍可致漏斗瘤，极少见。

（3）颅咽管未退化并异常增殖可致颅咽管瘤（"拉特克囊瘤"），常伴有垂体功能低下或伴有下丘脑病变综合征。

（4）副肾上腺指位于主肾上腺附近，多数仅有皮质而无髓质的团块结构。

 精选习题

1. 关于神经管分化错误的是
   - A. 头段膨大为脑，尾段细长发育为脊髓
   - B. 神经上皮最初为较薄的一层矮柱状细胞
   - C. 神经上皮的内、外分别是内界膜和外界膜
   - D. 部分神经上皮细胞迁至神经上皮外，分化为成神经细胞和成胶质细胞
   - E. 套层中的成神经胶质细胞可分化为星形胶质细胞和少突胶质细胞

2. 关于脑的发育，描述错误的是
   - A. 神经管头段膨大形成 3 个原始脑泡
   - B. 前脑泡发育成大脑半球和间脑
   - C. 菱脑泡分化为后脑和末脑
   - D. 后脑分化为脑桥
   - E. 末脑分化为小脑和延髓

参考答案：1. B 2. E

第 27 章　眼和耳的发生

核心问题

眼和耳发生的一般过程。

内容精要

一、眼的发生

眼的发生开始于胚胎第 4 周，其原基为神经管前端形成的视泡和视柄，分别形成视网膜和视神经。围绕视泡周围的间充质和表面外胚层则形成眼球的其他结构及眼的附属器。

（一）眼球的发生

1. 视杯与晶状体的发生

（1）胚胎第 4 周，前脑两侧向外膨出一对视泡。

（2）视泡腔与脑室相通，视泡远端膨大、内陷形成双层杯状结构，称视杯。

（3）视泡近端变细，称视柄，与间脑相连。

（4）表面外胚层在视泡的诱导下增厚，形成晶状体板。

（5）晶状体板内陷入视杯内，形成晶状体泡。

✎ **主治语录：** 眼的各部分由视杯、视柄、晶状体泡和它们周围的间充质分化形成。

2. 视网膜的发生

（1）视网膜由视杯内、外两层共同分化。

（2）视杯外层分化为色素上皮层。

（3）视杯内层增厚先后分化为节细胞、视锥细胞、无长突细胞、水平细胞、视杆细胞和双极细胞。

（4）视泡腔消失，两层相贴，构成视网膜视部。

（5）在视杯口边缘部，内层上皮不增厚，与外层分化的色素上皮相贴，并向晶状体泡与角膜之间的间充质内延伸，形成视网膜盲部，即睫状体与虹膜的上皮。

3. 视神经的发生

（1）节细胞轴突向视柄内层聚集，视柄内层逐渐增厚，并与外层融合。

（2）视柄内、外层细胞演变为星形胶质细胞和少突胶质细胞，并围绕在节细胞轴突周围，视柄演变为视神经。

4. 晶状体的发生

（1）晶状体泡演变为晶状体。最初晶状体泡由单层上皮组成。前壁细胞呈立方形，分化为晶状体上皮；后壁细胞呈高柱状，向前壁方向伸长，形成初级晶状体纤维。泡腔逐渐缩小，直到消失，晶状体变为实体结构。

（2）晶状体赤道区的上皮细胞不断增生、变长，形成次级晶状体纤维，原有的初级晶状体纤维及其胞核逐渐退化形成晶状体核。新的晶状体纤维逐层添加到晶状体核的周围，晶状体核及晶状体逐渐增大。

5. 角膜、虹膜和眼房的发生

（1）晶状体泡的前方的表面外胚层分化为角膜上皮，角膜上皮后面的间充质分化为角膜其余各层。

（2）视杯口边缘部的间充质形成虹膜基质，其周边部厚，中央部薄，为瞳孔膜。视杯两层上皮的前缘部分形成虹膜上皮层，与虹膜基质共同发育成虹膜。

（3）晶状体泡与角膜之间的间充质内出现一个腔隙，即前房。虹膜与睫状体形成后，虹膜、睫状体与晶状体之间形成后房。出生前瞳孔膜被吸收，前、后房经瞳孔相连通。

6. 血管膜和巩膜的发生

（1）第 6~7 周时，视杯周围的间充质分为内、外两层。

（2）内层富含血管和色素细胞，分化成眼球壁的血管膜。血管膜的大部分贴在视网膜外面，即为脉络膜；贴在视杯口边缘部的间充质则分化为虹膜基质和睫状体的主体。

（3）外层较致密，分化为巩膜。

（二）眼睑和泪腺的发生

1. 眼睑的发生

（1）第 7 周时，眼球前方与角膜上皮毗邻的表面外胚层形成上、下两个皱褶，分别发育成上、下眼睑。

（2）反折到眼睑内表面的外胚层分化为复层柱状的结膜上皮，与角膜上皮相延续。

（3）眼睑外面的表面外胚层分化为表皮。皱褶内的间充质则分化为眼睑的其他结构。

（4）第 10 周时，上、下眼睑的边缘互相融合，至第 7 或第 8 个月时重新分开。

2. 泪腺的发生　上眼睑外侧部表面外胚层上皮长入间充质内，分化为泪腺的腺泡和导管。

主治语录：泪腺于出生后 6 周分泌泪液；出生后 3~4 岁基本完成发育。

（三）相关畸形

1. **先天性白内障**　为晶状体的透明度发生异常，多为遗传性。

2. **先天性无虹膜**　属常染色体显性遗传性异常，多为双侧性。

3. **先天性青光眼**　属常染色体隐性遗传性疾病。患儿房水排出受阻，眼压增高，眼球胀大，角膜突出，因眼球增大，故又称牛眼。

4. **瞳孔膜残留**　因瞳孔膜未能全部退化消失所致。

二、耳的发生

耳分内耳、中耳和外耳三部分，分别由头部表面外胚层形成的耳板、内胚层来源的第一咽囊、外胚层来源的第一鳃沟及围绕鳃沟的 6 个结节演变而来。

1. 内耳的发生

（1）第 4 周初，菱脑两侧的表面外胚层形成听板，内陷形成听窝；听窝闭合，并与表面外胚层分离形成听泡。

（2）听泡向背、腹方向延伸增大，形成背侧的前庭囊和腹侧的耳蜗囊。

（3）前庭囊演化为三个膜半规管和椭圆囊的上皮；耳蜗囊演化为球囊和膜蜗管的上皮。这样听泡便演变为内耳膜迷路。

（4）第 3 个月时，膜迷路周围的间充质分化成一个软骨性囊，包绕膜迷路。约在第 5 个月时软骨性囊骨化，成为骨迷路。

2. 中耳的发生

（1）第 9 周时，第 1 咽囊向背外侧扩伸，远侧盲端膨大成管鼓隐窝，近侧段形成咽鼓管。

（2）管鼓隐窝上方的间充质形成 3 个听小骨原基。第 6 个月时，3 个听小骨原基先后骨化成为 3 块听小骨。

（3）管鼓隐窝远侧段扩大形成原始鼓室，听小骨周围的结缔组织被吸收而形成腔隙，与原始鼓室共同形成鼓室，听小骨位于其内。

（4）管鼓隐窝顶部的内胚层与第 1 鳃沟底部的外胚层相对，分别形成鼓膜内、外上皮，两者间的间充质形成鼓膜内的结缔组织。

3. 外耳的发生

（1）第 2 个月末，第 1 鳃沟向内深陷，形成外耳道外侧段。管道的底部外胚层细胞增生形成一上皮细胞板，称外耳道栓。

（2）第 7 个月时，外耳道栓内部细胞退化吸收，形成的管腔为外耳道内侧段。

（3）第 6 周时，第 1 鳃沟周围的间充质增生，形成 6 个结节状隆起，称耳丘。后来这些耳丘围绕外耳道口，演变成耳郭。

✎ **主治语录**：外耳道由第 1 鳃沟演变形成。

4. 相关畸形

（1）先天性耳聋

1）遗传性耳聋：属常染色体隐性遗传，主要由于不同类型和不同程度的内耳发育不全、耳蜗神经发育不良、听小骨发育缺陷与外耳道闭锁所致。

2）非遗传性耳聋：与药物中毒、感染、新生儿溶血性黄疸等因素有关。常表现为又聋又哑。

（2）副耳郭：又称耳郭附件，多由于耳丘发生过多所致，常见于耳屏前方。

（3）耳瘘：常见于耳屏前方，可能因第 1 鳃沟的背部闭合不全，或第 1、2 鳃弓发生的耳丘融合不良所致，形成皮肤性盲管继续向下延伸，并和鼓室相通，可挤压出白色乳酪状液体，

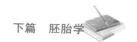

易感染发炎。

 精选习题

1. 视泡发生于
   A. 前脑两侧
   B. 中脑两侧
   C. 菱脑两侧
   D. 后脑两侧
   E. 间脑两侧
2. 听泡的形成时间是

A. 第 2 周
B. 第 3 周
C. 第 4 周
D. 第 5 周
E. 第 6 周

参考答案：1. A　2. C

第 28 章　先天性畸形学概述

内容精要

先天性畸形是指由于胚胎发育紊乱所致的出生时就存在的各种形态结构异常。

一、先天性畸形的分类

1. 整体胚胎发育畸形　多数是由严重遗传缺陷引起，一般不能形成完整的胚胎，大多早期死亡。

2. 胚胎局部发育畸形　是由胚体局部发育紊乱所引起的，常涉及多个器官，如头面发育不全、并肢畸形等。

3. 器官或器官局部畸形　由某一器官不发生或发育不全所致，如单侧或双侧肺不发生、室间隔膜部缺损、腭裂等。

4. 组织分化不良性畸形　由组织分化紊乱所引起，发生时间较晚且肉眼不易识别，如骨发育不全、克汀病、先天性巨结肠等。

5. 发育过度性畸形　由器官或器官的一部分增生过度所致，如多指（趾）畸形等。

6. 吸收不全性畸形　由胚胎发育过程中某些应全部或部分吸收的结构吸收不全所致，如肛门闭锁、食管闭锁等。

7. 超数或异位发生性畸形　由器官原基超数发生或发生于异常部位所致，如多乳腺、异位乳腺、双肾盂、双输尿管等。

8. 发育滞留性畸形　由器官发育中途停止所致，如双角子宫、隐睾、骨盆肾、气管食管瘘等。

9. 重复畸形　由单卵双胎未能完全分离所致，胎儿整体或部分结构出现不同程度的重复，如连体胎儿等。

10. 寄生畸形　由单卵双胎的两个胎儿发育速度相差甚大所致，小胎或不完整的小胎附着在大胎的某一结构或部位上。

二、先天性畸形的原因

1. 遗传因素

（1）染色体畸变

1）染色体数目的异常：细胞分裂过程中，染色体分离障碍所致，在精子发生、卵子发生及受精卵发生卵裂过程中均可出现，包括整倍体和非整倍体。

2）染色体结构的异常：由于染色体断裂后发生染色体缺失或异常的结构重组而引起的染色体结构畸变，如 5 号染色体短臂末端断裂缺失可引起猫叫综合征。电离辐射、化学物质、病毒等都可能导致染色体结构的畸变而引起畸形。

（2）基因突变：指 DNA 分子碱基组成或排列顺序的改变，但染色体外形无异常。主要引起微细结构和功能方面的遗传性疾病，如镰状细胞贫血、苯丙酮酸尿症等。

（3）信号转导通路：胚胎发育过程中，任何一个信号通路发生改变都将导致畸形的发生。

2. 环境因素　引起先天性畸形的环境因素统称致畸因子。致畸因子主要有下列五类。

（1）生物性致畸因子：主要是指致畸微生物，目前已确定的生物性致畸因子有风疹病毒、巨细胞病毒等。

（2）物理性致畸因子：目前已确认各种射线尤其是离子电磁辐射、机械性压迫和损伤等对人类有致畸作用。

（3）致畸性药物：主要有抗肿瘤类、抗惊厥类等药物。

（4）致畸性化学因子：目前确认的有某些多环芳香碳氢化合物、某些亚硝基化合物、某些烷基和苯类化合物、某些含磷的农药、重金属（如铅、镉、汞）等。

（5）其他致畸因子：酗酒、大量吸烟、咖啡因、维生素缺乏、缺氧、严重营养不良等均有致畸作用。

3. 环境因素与遗传因素的相互作用

（1）环境致畸因子通过引起染色体畸变和基因突变而导致先天性畸形。

（2）胚胎的遗传特性决定和影响胚胎对致畸因子的易感程度。

主治语录：先天性畸形的发生原因包括遗传因素、环境因素以及两者的相互作用。

三、胚胎的致畸敏感期

1. 致畸敏感期为胚胎受到致畸因子作用后，最易发生畸形的发育时期。

2. 受精后第 3~8 周为胚期，也是致畸敏感期。

3. 由于胚胎各器官的发生与分化时间不同，故各器官的致畸敏感期也不同。

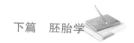

4. 不同致畸因子对胚胎作用的致畸敏感期也不同。

四、先天性畸形的预防和诊疗

1. **先天性畸形的预防**　一级预防包括婚前检查、遗传咨询和孕期保健。

2. **先天性畸形的宫内诊断**　先天性畸形的二级预防有产前筛查和产前诊断（宫内诊断）。

（1）有创性产前诊断：羊膜腔穿刺、绒毛膜活检、胎儿镜等。

（2）无创性产前诊断：超声、X 线、MRI、PCR、荧光原位杂交技术等。

3. **先天性畸形的治疗**　先天性畸形的三级预防是指对出生缺陷的治疗，非致死、致残性出生缺陷的出生后治疗，宫内介入性治疗及手术矫治。

 精选习题

1. 下列哪一项不属于先天性畸形
   A. 无脑儿
   B. 脊柱裂
   C. 腭裂
   D. 幽门肥大
   E. 十二指肠溃疡

2. 下列哪一项不属于环境致畸因子
   A. 生物因素
   B. 物理因素
   C. 化学因素
   D. 药物因素
   E. 染色体异常

3. 下列不属于染色体畸变的是
   A. 唐氏综合征
   B. 苯丙酮尿症
   C. 猫叫综合征
   D. 卵巢发育不全
   E. Klinefelter 综合征

参考答案：1. E　2. E　3. B